叶氏秘传家藏幼科注

叶宏良 主编

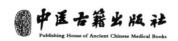

图书在版编目（CIP）数据

叶氏秘传家藏幼科注 / 叶宏良主编 . — 北京：
中医古籍出版社 , 2023.1
ISBN 978-7-5152-2372-8

Ⅰ . ①叶… Ⅱ . ①叶… Ⅲ . ①中医儿科学—中医临床—经验—中国 Ⅳ . ① R272

中国版本图书馆 CIP 数据核字 (2021) 第 262575 号

叶氏秘传家藏幼科注
叶宏良　主编

责任编辑	张　磊
封面设计	书点文化
出版发行	中医古籍出版社
社　　址	北京市东城区东直门内南小街 16 号（100700）
电　　话	010-64089446（总编室）　010-64002949（发行部）
网　　址	www.zhongyiguji.com.cn
印　　刷	四川科德彩色数码科技有限公司
开　　本	787mm×1092mm　1/16
印　　张	8
字　　数	120 千字
版　　次	2023 年 1 月第 1 版　2023 年 1 月第 1 次印刷
书　　号	ISBN 978-7-5152-2372-8
定　　价	68.00 元

版权所有　侵权必究
本书如有印装质量问题，请与印厂联系调换。
联系电话：028-88451797

序

衢州仁德叶氏家族，祖籍徽州。衢州始祖忠简公叶义问，曾是南宋重臣，官至殿中侍御史。然忠简公虚名薄利，泰而不骄，在新安医学的影响下，他大力倡导"不为良相，即为良医"处世理念，并将此作为叶氏宗族之家训。叶氏后裔秉承祖训，继嗣中医儿科，心气相共，自强不息，虔诚敬业，仁济苍生，并博采众长，积微成著，终成《叶氏秘传家藏幼科》手稿，代代秘传，于今已历五百余年。其间，叶氏后裔良医辈出。

五百余年来，叶氏族人深耕细作，薪火相传，将数百年的中医儿科秘技传承至今。现叶氏幼科带头人乃第二十七代传承人叶宏良。宏良笃实好学，谦虚谨慎，年幼时期跟随其父认药摹方，耳濡目染，衣钵相传，深谙医理药理，是传统中医杰出代表，后又系统进修学习现代中医药基础理论，基础扎实，中西并参，好古而不拘泥古。其秉承祖训，踵事增华，于1992年创办了衢州太真医院，以"持本真以行医，探本真而治病"为理念任院长二十余载，造福一方，声望斐然。宏良将叶氏儿科秘传医技与现代疗法结合起来，在中医儿科方面独树一帜，造诣颇深。2018年，"叶氏中医儿科秘传医技"被列入"衢州市非物质文化遗产名录"。

《叶氏秘传家藏幼科》手稿本为叶氏家族秘传，今宏良将其公之于众，河润泽及，可见其胸怀天下，医德高尚。且宏良恐古文晦涩，将自身几十年的儿科经验倾囊相授，为其注解，以便广大读者学习和理解。余详阅此书，无不感叶氏儿科论之精妙，叹叶氏秘传医技之高明。本书系统分析了小儿各种疾病的病因、病机、症状、发展阶段和处理方法，确立了儿科多种疾病的辨证分型和施治原则，涉及儿科疾患百余种，擘肌分理，涵盖面广，病种翔实，见解独到，是叶氏家族几百年传承及临床经验的结晶，十分宝贵。该书不仅大大丰富了中医儿科的内容，也会对现代儿科的发展起相当的促进作用。

时至今日，中医蓬勃发展，然从事中医儿科者少之又少。因小儿不善言语，病情难探，加之小儿脏腑娇嫩，稍有不慎，则疾病弗愈，可谓差之毫厘，谬以千里。此书的面世，为广大中医儿科学者及医家提供一个可靠参考，既是雪中送炭，更是锦上添花，细阅此书，定能大有裨益。

第二十七代传承人叶宏良在繁忙诊余，乐于科普工作，乃我浙江省科普作家协会理事会理事，拜托浙江省科普作协科学文艺专业委员会主任委员卢曙火先生索序于我。值此《叶氏秘传家藏幼科注》付梓之际，乐以为序，向广大同仁推荐。

浙江省科普作家协会理事会理事长

浙江中医药大学副校长　博士生导师　张光霁

己亥年五月于浙江中医药大学

让秘传医技为现代大众服务

——记衢州非遗传承人、太真医院院长叶宏良

衢州，地处浙江西部，是一座国家级历史文化名城，不仅有保存得原汁原味的古城墙和古街区，也蕴藏着一大批珍贵的国家非物质文化遗产项目。这些"非遗"项目，是民族文化的精华、民族智慧的结晶，也是历史的见证和文化的重要载体。传承和保护非物质文化遗产，对于在传承中华民族厚重历史文明基础上再创造，促进人类社会不断向前发展，维护文化的多样性，以及构建社会主义物质和文化的繁荣，具有重要意义。

"叶氏中医儿科秘传医技"就是这"非遗"宝库中熠熠发亮的一颗明珠。这项"非遗"的传承人，就是衢州市仁德叶氏第二十七代传人，现衢州太真医院创办人、院长叶宏良。

叶氏幼科源远流长

衢州太真医院位于衢州市太真路，一条城市里的重要街道用医院名来命名，可见此家医院历史底蕴深厚。太真医院取名于衢州仁德叶氏世代行医的"太真堂"堂号，以太真为堂号有"持本真以行医，探本真而治病"的含义。太真医院不光名字深藏玄机，而且还有着两个历经数百年的叶氏家传秘密：一手祖传"叶氏中医儿科秘传医技"和一本《叶氏秘传家藏幼科》手抄医籍。

走进衢州太真医院，一股传统中药堂的温馨、宁静、芳香的气氛扑面而来。"非遗"传承人、院长叶宏良身穿白大褂，洋溢着一脸的祥和，面对来自五湖四海的幼儿患者，他时而用五脏辨别诊法，为患儿察病、开处方；时而又通过八段锦纹诊病，为孩童辨证施治；时而又察看孩童的手掌虎口，观脉纹验病；时而听声验病……这些独特的医技，就是流传了几百年的叶氏家族秘传医技。这些医技，施行简便，疗效显著，赢得了近至本地、远至其他国家病人的高度赞扬和信赖，也引起诸多幼科研究者的关注。

据史书记载，南宋抗金时"帝命义问督江淮军，并书'义问到处，如朕亲行'八字于旗以赐之"。叶义问因督战取得采石矶大捷之功备受宋高宗器重，并欲进一步委以重任，但叶义问坚辞。经请求获准后叶义问移居衢州，成为仁德叶氏始祖。叶义问深受新安医学的影响，通晓医术，在督战采石矶犒劳宋军将士时，曾给每个将士发放以祖传秘方十三味中药材配制成的"十三太保香包"随身携带，用以防疫强身，保证了部队战斗力。他辞官到衢州定居后，发挥医术特长造福乡梓，为民除疾，秉持"不为良相，即为良医"的处世之道，并将这八个字立为家训。叶氏后裔秉承祖训，以虔诚敬业的精神学医行医，并博采众长，不断积累，终成《叶氏秘传家藏幼科》医籍手稿，在家族中代代秘传，历时五百余年。其表现形态有两个方面：一是通过口传身授进行家族幼科医技传承，成为当今衢州太真医院的特色医技；二是通过家藏秘传的《叶氏秘传家藏幼科》手稿以文字和图谱形式进行医学理论传承。

《叶氏秘传家藏幼科》手稿是一部中医儿科临床诊疗典籍稿本，经多代叶氏先师口传身授，"勤求古训，博采众方"，广泛搜集记载了大量资料和临床实践中的成功案例形成的经典。手稿系统分析了小儿各种疾病的病因、病机、病理、症状、发展阶段和处理方法，创造性地确立了儿科百余种疾病的辨证分型和施治原则，为中医儿科奠定了理法、方药的理论基础。书中收载了百余个验方，这些方剂配伍精练，主治明确，经过百余年临床实践的检验，被证实有较好的疗效，并为中医儿科提供了理论与实践依据。此手稿现由叶宏良收藏，如加以整理即可作为培养中医儿科人才的医学教材。叶氏家族传承手稿已有五百多年。衢州仁德叶氏坐堂行医的堂号"太真堂"，已注册商标，而"叶氏中医儿科秘传医技"也已经被列入衢州市非物质文化遗产名录。

非物质文化遗产比起物质文化遗产更易消失，"叶氏中医儿科秘传医技"与《叶氏秘传家藏幼科》手稿传承至今，口传心授数百年、十多代，谈何容易，中间有数不尽曲折与感人的故事。

全力保护劫后余生

叶宏良的父亲叶诗莲为"叶氏中医儿科秘传医技"第二十六代传人，是20世纪40年代的知识分子，新中国成立后遵从政府的安排从事教育工作，曾担任中学教导主任，桃李满天下。叶诗莲坚持教书之余为百姓看病，在衢州城有较高的知名度。

20世纪50年代，叶诗莲下放农村务农。因他有祖传的高超医技，所以邻近山村的大人小孩患病了常找他诊治。他治病需要的中草药也常是自己上山采集，采回家后还要按家传方法进行炮制。因此，叶宏良自幼就与中草药打交道，经常帮助父亲搬运、翻晒药材，稍大一点，父亲就教他识别不同的药材，手把手教他炮制方法，并常带他进山采药。天长日久，叶宏良看到任何一种药材，都知道这种药是生长在山阳处还是山阴处，功效是什么，需在什么时候采集，应如何炮制、如何保管。多年后的1992年，叶宏良创办太真医院时，医药管理部门对叶宏良辨认中草药的水平进行过一场测试，测试中叶宏良竟然背向测试人员，对递过来的286味中药材，仅用手在背后触摸，就能准确无误地一一辨别出中药材的名称，让测试人员惊奇不已，这就是长年家学熏陶的结果。

在农村，叶诗莲除摆弄中药材为人看病和劳作外，夜深人静时，他常常会在煤油灯下翻看一本破旧发黄的手抄本，那就是《叶氏秘传家藏幼科》。当时叶宏良因为年幼，还不懂这本书稿的价值，但他能感觉到父亲对这本破旧发黄手抄书的珍爱。因为父亲叶诗莲每次看毕从不把手抄本随意放置，而是小心翼翼地珍藏起来。

叶诗莲的医术名声在外，周边十里八乡的农民都会找上门来求医，而叶诗莲则来者不拒。由于当年农村村民经济状况大多比较拮据，叶诗莲看病往往不收钱。当时村里有个村民的孩子患病，多次到医院也未能治好，性命危在旦夕，仅有的一点积蓄也花光了。他知道叶诗莲肯免费为村民看病，便上门向叶诗莲求救。叶诗莲二话没说立即给病孩诊脉开方，将自己采来的草药配好送给这位村民。不久，小孩的病奇迹般地治好了。这位村民感激涕零，但叶诗莲没有收他一分钱。类似这样的事例不胜枚举，而叶诗莲的善举常常会受到某些人的误会和指责，甚至被限制行医活动。为防珍藏的医学手稿发生意外，叶诗莲将《叶氏秘传家藏幼科》手稿和《仁德叶氏宗谱》一起秘密地转移到七八十里外的九华乡下彭川村一个十分可靠的方姓远房亲戚家中，在书上撒上六六粉以防虫咬，并用油纸包裹后，装进酒坛密封，然后埋入后园菜地下，并得以保全至今。

即使在这样困难的环境中，叶诗莲与儿子叶宏良仍始终没有改变救死扶伤的夙愿和对中医药的热爱，他们依然坚持上山采草药。为防止被人发现，采药都是打着砍柴的旗号，"砍柴"时把药材和柴草混在一起，外行人看不出其中的奥秘。药采回家后，叶宏良会在父亲的指导下，帮助父亲将药材洗净、晾干，用铡刀一片片切好，翻晒炮制存放。叶宏良在小学时便练就了一身切药的精湛功夫，他闭上眼睛都能够把乌药切成纸一样薄。正是这种毁家纾难的精神和对中医药怀有的特殊感情，一直在鼓舞着父子俩，催生他们继续学医的动力，促使叶宏良识字后对古今中医书籍读之不辍，刻苦钻研医理，并在日后坚定地走上了献身中医药事业的人生道路。

虽然当年环境艰难困苦，但期间却也发生过一件有趣的小插曲，让父子俩开心过一会儿。那是1969年的一天，叶宏良随父亲叶诗莲进山砍柴采药。那时叶宏良十二岁，刚上初一。采药至中午时分，俩人便歇下准备吃午饭。叶诗莲取下挂在树上的饭包，里面装的是家中带来的平时吃不上的蛋炒饭。没想到一打开，就看到饭上爬满了蚂蚁。叶诗莲在挑除蚂蚁时带出了一些饭粒到地上，引来了一只小鸟啄食，赶也赶不走。叶诗莲感到十分有趣，不禁感慨地叹了口气。他对着鸟儿说："你这个孽畜，与我穷秀才蛮有缘啊，如果说我这个穷秀才将来还有出头之日的话，你临走时就显点灵给我看看。"话音刚落，鸟儿飞向蓝天，在他们头顶上空忽高忽低地飞了一圈，然后才离去。当时的叶宏良虽然才读初一，但受父亲影响，也经常吟诗作赋，此刻他目睹此奇景，即刻来了诗兴，对父亲说："老爸，你告诉我古代曹植能七步成诗，我今天四步成诗给你看看。"说完他开始边踱步边吟诗："父子采药到深山，百灵飞来啄余餐。昂首对苍作祈祷，三起三伏兆吉祥。"吟罢，叶宏良对父亲说："老爸，你一定会有出头之日的。""但愿天无绝人之路。"父子俩久违的笑声在深山老林中回荡。

"寒风又变为新柳，嫩黄缕缕缀春光。"叶诗莲后来恢复公职。叶宏良当年采药时的一句预言终成事实。

古技秘法造福于民

第二十七代传人叶宏良系统进修了现代中医药基础理论，取得了中医主治医师职称。他通过潜心研读和临床实践，又得家父口传身授，应用祖传医技和《叶氏秘传家藏幼科》手稿，用过硬的医技为众多疑难杂症患者解除病痛，成为传统中医"新安学派"中杰出的代表，声望斐然。因其治病除疾口碑良好，得到衢州市政府的高度重视和推崇。1992年，经衢州市委市政府特批成立了衢州首家中医特色医疗保险定点民营医院——衢州太真医院。叶宏良亲任院长至今。

医院成立 28 年来,叶宏良院长不负众望,殚精竭虑传承家学,弘扬中医国粹。他说:"一位好医师开具处方的疗效好不好,还要依赖药材地道不地道,传统炮制经典不经典,药材保管精致不精致,煎制代加工得当不得当。"为此太真医院在这些方面从来没有半点马虎,全部要一一甄别,履行精诚勤细工作要求,并始终做到医师、病人衔接到位。他在太真医院的大药房正堂挂了两副对联:"中医国粹百年传续,国学精髓千古流芳""地道药材传统炮制,法理方药君臣佐使",高度概括了太真堂的传统理念。太真医院始终坚持"疗效是硬道理,生命大于一切"为服务宗旨,坚持地道药材传统炮制的返璞归真主旨不变,坚持极强的工匠精神底蕴不变。比如在煎药上,现在流行用机器煎,一锅炖,不分轻重缓急。而太真医院则坚持古法煎药,选择手工煎,在煎制过程中,先煎先下,后煎后下,全部工序都严格遵循规程,而且要煎三次,再混合进行浓缩,然后用机器统一真空包装,避免交叉污染,保持传统的优势。通过推动制度常态化运作,强化监督机制的良好氛围。因此,太真医院药房的中草药早在 20 世纪 90 年代初就名馨四方,常有外地患者慕名前来买药。

叶宏良一贯主张中医的精髓在于全过程的细分服务,返璞归真的主旨不能变,在此基础上还必须积极开拓有所发展。在叶宏良的主持下,太真医院科技人员自主创新研发了"太真针推诊病辨证选穴仪",该仪器的发明,解决了婴幼儿"语言未足辨,脉理未足凭"的难题,为中医凭脉证治难以捕捉到人体气机交换这一客观存在的问题,提供了视觉感光上的可靠数据,弥补了 CT、B 超、胃镜等三维影像只能做形态检查之不足,避免了大型仪器检查时辐射源对儿童健康的不利影响,为中西医结合诊病、辨证选穴、定穴定性诊断提供了辅助工具,可为一百多种疾病做出中医气机辨证分型;为中医针推、方药饮用前后提供了验证数据,补充了诊断依据,并可作为中医针推、方药前后治疗效果的客观数据验证。

衢州太真医院的发展,每一步都离不开党和政府的正确领导与关怀,离不开社会各界的支持。2018 年,"叶氏中医儿科秘传医技"被列入"衢州市非物质文化遗产名录"。叶宏良更感到肩上的担子和责任,更有义务将这一流传了几百年的秘技推广,以为社会民众造福。叶宏良要求医院全体医护人员始终坚持"精诚勤细"的服务宗旨,用精湛的医术和高尚的医德回报社会。

为让更多的群众掌握这一秘技，叶宏良决定将秘传了数百年的《叶氏秘传家藏幼科》一书公开刊印出版。叶宏良十分注重社会公益活动。近年来，他已投入上百万元资金用于社会公益。他也十分热心于科普事业，目前担任浙江省科普作协理事、《浙江科学文艺》副主编等职。

衢州太真医院相继被列为市级城镇职工医保定点单位和浙江省医疗定点单位、全国城镇职工医保定点医院，荣获文明建设单位、浙江省公共形象社会服务先进集体等殊荣。

中国科普作协六届理事
浙江省科普作协常务理事兼科学文艺委主任、高级经济师
卢曙火 代序
2018 年 12 月

自 序

中医学是中华传统文明的精华,源远流长,博大精深,从神农尝百草和岐黄论道开始,经历代医家递演相传,不断丰富,科目日渐细分。历来医家都认为,医之为科十有三,而最难者莫如小儿科,是因小儿筋骨未坚,脉息未完,神气未全,问之而不能言,诊之而未易决,因此将小儿科称为哑科。医家面对婴孩,语言未足辨,脉理未足凭,就诊时必须以心体之,方可察其痒痛,断其疾之所在,对症施剂。医家治小儿尤须谨慎,因为婴幼元气微薄,用药一误,变证百出,重者危及生命矣。是谓差之毫厘,失之千里也。非有志于仁者,不能从事之。

衢州仁德叶氏始祖叶义问为南宋重臣,精通军事与医学,曾于绍兴三十一年(1161年)金兵南犯时临危受命任江淮军督军,高举御书"义问到处,如朕亲临"大旗,指挥南宋军队大败金主完颜亮,取得采石矶大捷。事后义问公婉拒封赏,弃官从医,移居衢州仁德里。从此以后,衢州仁德叶氏以仁德传世,遵循"不为良相,即为良医"之祖训,胸怀济人之仁心,坚行悬壶之宿志,传承家风,儒而为医,尤对世称难题之中医幼科情有独钟。既得之于儒学之心授,又得之于医学之神传,为民除疾,有求必应,不倦于贫,累代传承。

仁德叶氏第十二世叶守志(1460—1551)先祖,在精研北宋中医幼科鼻祖钱仲阳等前辈之医著经典的基础上,味百草之药性,融秘传之医技,参祖辈之鸿议,伸自我之独见,集其平时论证与方剂,或提升为理论,或取其平日阅证用药之已效者,提炼为方论,撰写为歌诀,并以病类方,将众多珍奇方、特效方,每方按方名、组成、效用、制作、服法、出处等条陈目理,汇编成《叶氏秘传家藏幼科》医书手稿。该手稿内容极其丰富,有许多独到见解,如对小儿虫痛一病审证施剂时指出:"世人服毒虫之药,多于临卧时服,又无月分,故多不验,惟于每月初头,五更服之,至日午前虫尽下""凡九虫在人腹中,月上旬头向上、中旬横之，下旬头向下，故中下旬用虫药，不能入虫口，故多不效"。又如书中在论及小儿"泄泻肠鸣"诊治时就列出八种不同症状的不同疗法："凡泄泻肠鸣，腹不痛者，是湿，宜燥渗之；饮食入胃不住，或完谷不化者，是气虚，宜温补之；腹痛肠鸣，痛一阵泻一阵，是火，宜清利之；时泻时止，或多或少，是痰积，宜豁之；腹痛甚而泻，泻后痛减者是食积，宜消之，体实者下之；如脾泄已久，大肠不禁者，宜涩之；元气下陷者，宜升提之"。此等独到见解在书稿中比比皆是。《叶氏秘传家藏幼科》手稿一百二十二页，计四万五千余字，记叙了140多种小儿疾病证候及相应的理论解析和治疗方法，此书稿之所以能历经数百年而不失传，完全得益于历代叶氏先祖的保护和珍藏，方存留至今。

  我是衢州仁德叶氏第二十七代传人，自小跟随父亲上山采药，帮助干中药材搬运翻晒、炮制储存等事务，耳濡目染，对中药治疾患有粗浅之识。识字后对《叶氏秘传家藏幼科》手稿及古今医书读之不辍，系统进修学习现代中医药基础理论，并取得中医主治医师职称。通过潜心研读和临床实践，又得家父叶氏中医儿科秘传医技的口传身授，青年时即能边教书边为人治病除疾。因口碑良好，得到政府重视。1992年，衢州市政府为了让衢州仁德叶氏家传医技为更多百姓服务，特批准成立衢州首家中医特色公费医疗定点医院——衢州太真医院，我亲任院长至今。医院成立后，市政府大力支持，并将太真医院所在的马路命名为太真路。太真医院特设中医小儿科，运用叶氏中医幼科秘传医技为众多疑难病患者解除病痛，得到群众与专家一致认可。2018年"叶氏中医儿科秘传医技"被列入"衢州市非物质文化遗产代表性项目名录"。

  《叶氏秘传家藏幼科》手稿对每种疾患治疗要旨论述之详尽，为儿科医书鲜见。《叶氏秘传家藏幼科》手稿是叶氏中医儿科秘传医技的文字载体，包括察色验病、听声验病、验虎口脉纹验病、八段锦纹主病及四季容颜相克理论等独特诊病医技和秘传验方，是叶氏先祖勤求古训，博采众方，广泛搜集大量的资料和临床实践中的成功案例与经验的结晶，全书系统分析了少儿各种疾病发生的病因、病机、病理、症状、发展阶段和处理方法，创造性地确立了对儿科百多种疾病的辨证分型和施治原则，为中医儿科奠定了理法方药的理论基础。书中收载了一百多个经方，这些方剂配伍精练，主治明确，经过数百年临床实践的检验，被证实有较好的疗效。手稿记叙严谨全面，对于儿童疾病防治形成体系可提供丰富内涵。

多年之实践证明，叶氏中医儿科秘传医技的文字载体——《叶氏秘传家藏幼科》历时数百年，至今仍有参考之价值，可称之为医界宝书。

本人在从事中医儿科数十年中切身体会到，只有充分认识、理解中医儿科学理论体系的自身特点及其防病治病的独特方法，结合中医第二学科——针灸推拿在八段锦纹主病中的具体运用，才能扬长避短。为了更加有利于开展中医儿科临床研究工作，尽管《叶氏秘传家藏幼科》手稿数百年秘授其徒，命曰家秘，我也决意将此宝书刊印公诸于世。为了手稿更臻完善，便于大家解读和借鉴，我对手稿加以注释，公开出版，使天下有志于中医儿科医者及为人父母者得见此篇。如小儿有恙，可提供便捷医疗选择，免为医误，这是我之心愿也。

在《叶氏秘传家藏幼科》手稿即将付梓之际，谨向热情支持我此项工作的诸位专家致以诚挚的感谢，并就正于同道！

此为序。

衢州仁德叶氏第二十七世孙、非物质文化遗产"叶氏中医儿科秘传医技"
代表性传承人　叶宏良
2018年12月于衢州太真医院

目 录

卷 壹

1. 小儿神色总论 …………………………………… 002
2. 五脏辨别论 ……………………………………… 003
3. 五脏辨别歌 ……………………………………… 003
4. 五脏所属 ………………………………………… 004
5. 入门审候歌 ……………………………………… 004
6. 四季容颜相克 …………………………………… 004
7. 察色验病歌 ……………………………………… 004
8. 听声验病论 ……………………………………… 005
9. 验虎口脉纹说 …………………………………… 005
10. 虎口脉纹色歌 ………………………………… 006
11. 虎口三关图 …………………………………… 006
12. 八段锦纹脉主病 ……………………………… 006
13. 八段锦纹总歌 ………………………………… 009
14. 诊脉说 ………………………………………… 009
15. 小儿死症歌 …………………………………… 011
16. 小儿绝候歌 …………………………………… 011
17. 五脏主病（秘传） …………………………… 012
18. 五脏相胜 ……………………………………… 012
19. 五脏五邪相乘 ………………………………… 014

20. 五脏补泻法 ·· 015
21. 五脏惊积 ··· 016
22. 小儿诸杂症状 ·· 017
23. 初生眼不开 ··· 018
24. 初生吐不止 ··· 018
25. 初生不大便 ··· 018
26. 初生不通小便 ·· 019
27. 初生垂痈 ··· 019
28. 小儿重舌 ··· 020
29. 小儿木舌 ··· 020
30. 小儿弄舌 ··· 020
31. 小儿重龈重腭 ·· 021
32. 小儿鹅口 ··· 021
33. 小儿脐湿脐疮 ·· 021
34. 小儿脐突 ··· 021
35. 小儿脐风 ··· 022
36. 小儿撮口 ··· 022
37. 预防脐风法 ··· 023
38. 小儿胎惊风症 ·· 023
39. 小儿胎寒 ··· 023
40. 小儿诸热 ··· 024
41. 附歌诀七首于下 ··· 028
42. 小儿变蒸 ··· 028
43. 小儿惊搐总论 ·· 029
44. 小儿急惊 ··· 031
45. 小儿慢惊 ··· 031
46. 小儿慢脾风 ··· 032
47. 小儿惊悸 ··· 033

48. 小儿痫症，似颠非颠 …………………………………… 034
49. 小儿角弓反张 …………………………………………… 035
50. 小儿惊瘫鹤膝 …………………………………………… 036
51. 小儿天钓内钓 …………………………………………… 036
52. 小儿偏风口噤 …………………………………………… 037
53. 小儿宿食 ………………………………………………… 038
54. 小儿积聚 ………………………………………………… 038
55. 积病可医症九 …………………………………………… 039
56. 积病不可医六 …………………………………………… 040
57. 小儿疳疾 ………………………………………………… 040
58. 无辜疳 …………………………………………………… 043
59. 小儿丁奚哺露 …………………………………………… 046
60. 小儿诸虫症 ……………………………………………… 046
61. 寒热往来 ………………………………………………… 047
62. 小儿伤寒 ………………………………………………… 048
63. 小儿腹痛 ………………………………………………… 048
64. 小儿癥瘕 ………………………………………………… 050
65. 小儿呕吐 ………………………………………………… 052
66. 小儿泄泻 ………………………………………………… 053
67. 小儿痢疾 ………………………………………………… 055
68. 小儿疟疾 ………………………………………………… 057
69. 小儿肿胀 ………………………………………………… 058
70. 小儿黄疸 ………………………………………………… 058

卷 贰

71. 小儿咳嗽	062
72. 小儿喘急	064
73. 小儿齁鮯	066
74. 小儿龟胸	066
75. 小儿龟背	067
76. 小儿肺痈肺痿	067
77. 小儿肠痈	068
78. 小儿腹痛	069
79. 小儿囊痈	069
80. 小儿阴肿疝气	070
81. 小儿脱肛	071
82. 小儿肛痒	071
83. 小儿五淋	071
84. 小儿遗尿	072
85. 尿白便浊	073
86. 小儿诸失血	073
87. 小儿自汗	075
88. 小儿盗汗	076
89. 小儿鹤节	076
90. 小儿解颅	076
91. 小儿囟陷囟肿	077
92. 小儿羸瘦	078
93. 小儿注夏	078
94. 小儿语迟	079
95. 小儿行迟	079

96. 小儿齿迟	079
97. 小儿发迟	080
98. 小儿五硬	080
99. 小儿魃病	081
100. 小儿客忤	081
101. 小儿眼病	082
102. 小儿鼻病	083
103. 小儿耳病	084
104. 小儿喉病	085
105. 小儿口疮	086
106. 小儿滞颐	086
107. 临症用药口诀	087
108. 肝经风热	087
109. 脾经风寒似疟	087
110. 小儿宿食	088
111. 外感内伤	088
112. 伤风咳嗽	088
113. 风寒痰症	088
114. 吐泻腹痛	089
115. 时常泄泻	089
116. 蛔结食症	089
117. 痢病	090
118. 疟疾	090
119. 浮肿	091
120. 泄泻	091
121. 嫩幼冒风	092
122. 咳嗽喘闭	092
123. 惊症	092

124. 发丹 …………………………………………………… 093
125. 小儿呕吐 ………………………………………………… 093
126. 痢疾调理次序 …………………………………………… 093
127. 秘传外科要论 …………………………………………… 094
128. 疔疮 ……………………………………………………… 094
129. 天泡疮 …………………………………………………… 095
130. 杨梅疮 …………………………………………………… 096
131. 浸淫疮 …………………………………………………… 097
132. 红丝疮 …………………………………………………… 097
133. 翻花疮 …………………………………………………… 097
134. 脚冻疮 …………………………………………………… 098
135. 汤火伤 …………………………………………………… 098
136. 秃疮 ……………………………………………………… 099
137. 痈疖 ……………………………………………………… 099
138. 时毒 ……………………………………………………… 100
139. 丹毒 ……………………………………………………… 101
140. 瘰疬 ……………………………………………………… 101
141. 流注 ……………………………………………………… 102
142. 赤游丹毒 ………………………………………………… 103
143. 十种丹毒 ………………………………………………… 103

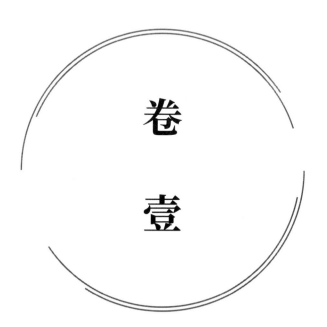

1. 小儿神色总论

凡看小儿者，先观形色，次听声音，再察脉纹，又审症候，方可用药。头乃六阳所会，①面部亦五行所具，②而五寓焉：③心为额部，脾为鼻部，肺为右脸，肝为左脸，肾为颐④下承浆⑤。

五色应乎五脏。⑥

苟⑦非其时⑧，而色现于本部，或形于他位，皆病也。合而言之，青色见者，惊积不散，将欲发风；红色见者，痰积雍盛，惊悸不宁；黄色见者，食积伤损，将成痞癖⑨；白色见者，肺风不实，滑泻吐痢；黑色见者，肾脏欲绝，必死之候⑩。五色之中，惟黑色最为儿忌。

分而言之，口唇宜红润，如干燥，乃脾热；唇白，是脾虚；唇青黑者，脾绝必死；人中黑者，乃腹痛虫动；一点黑者，主吐痢。年寿⑪宜微黄，若黄太甚或赤，亦主吐痢。山根⑫紫色，主伤乳食；若隐青色，必主惊哭连绵。印堂之上红润光泽，则气血和平，自然无病。若印堂青，主惊风⑬，红主泻痢。额上红，主有大热生痰。两目白精黄是积，赤主心热，青者肺经有风，主惊。黑睛黄者是伤寒，浅红色者乃心虚。眼胞黄肿，脾有宿食。两眉红者，必主夜啼，为红久不退者不治。风池红，主风热啼哭。两颧红，风热。男两腮红紫，痰气，青主惊。承浆黄，主吐，青主惊，若青色中有青筋由发端直贯入耳者，不问何病，皆不治。形色大概如此。入手之初，看此用药，无有不效。左右两颊似青黛，知为客忤⑭。

注释：

①六阳乃人体十二经络中止于迎香穴的手阳明大肠经、止于听宫穴的手太阳小肠经、止于丝竹空穴的手少阳三焦经、止于瞳子髎穴的足少阳胆经、止于睛明穴的足太阳膀胱经、止于承泣穴的足阳明胃经等六条阳经，此六阳经均会集于头面部。

②人体内五脏的肺金、肝木、肾水、心火、脾土之五行，在面部都有相对应的部位。

③此句意为五脏在脸上所对应的具体位置是。

④颐：指下颌，即下巴。

⑤承浆：位于口唇下正中凹陷处。

⑥五色与人体五脏的对应关系是：肝属木，色青，东方之位旺于春；心属火，色红，南方之位旺于夏；肺属金，色白，西方之位旺于秋；肾属水，色黑，北方之位旺于冬；

脾属土，色黄，居中央之位，寄旺于四时。

⑦苟：如果。

⑧非其时：不在相对应的季节。

⑨痞癖：以腹内结块，伴有胀痛为主要特征的病证。

⑩候：征兆。

⑪年寿：经外奇穴名，位于鼻根部两眼内眦连线中点下 0.2 寸。

⑫山根：指鼻梁。

⑬惊风：是小儿常见的一种急重病证，以临床出现抽搐、昏迷为主要特征，又称"惊厥"，俗名"抽风"。

⑭客忤：病证名。《千金要方》名少小客忤，又称中客忤、中客、中人，由于小儿神气未定，如骤见生人、突闻异声、突见异物，引起惊吓啼哭，甚或面色变异，兼之风痰相搏，影响脾胃，以致受纳运化失调，引起吐泻、腹痛，瘾疯，状似惊痫。

2. 五脏辨别论

肝之为病则面青，心之为病则面红，脾之为病则面黄，肺之为病则面白，肾之为病则面黑。先分五脏形症，次看禀受①虚实。

注释：

①禀受：指受于先天的体性或气质。

3. 五脏辨别歌

面赤为风热，面青惊可详。心肝形此见，脉证辨温凉。脾怯黄疳积，肺虚寒白光。若逢生黑气，肾败命须亡。

4. 五脏所属（见图）

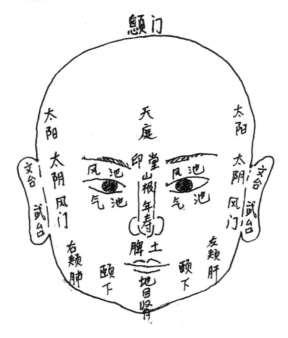

5. 入门审候歌

形察色辨因由，阴弱阳强发硬柔。若是伤寒双足冷，要知有热腹皮求。鼻冷便知是疮疹，耳冷应知风热症。浑身皆热是伤寒，上热下冷伤食病。又云：五指梢头冷，惊来不可安。若逢中指热，必定是伤寒。中指独自冷，麻痘症相传。女右男左分，分明仔细看。

6. 四季容颜相克

春色不宜脾黄（木克土），夏色不宜肺白（火克金），秋色不宜肝青（金克木），冬色不宜心红（水克火）。

盖冬为水德①，宜黑为本，红则为火，是水克火也，余仿此。

注释

①水德：《月令解》云"冬之盛德在水，水属冬也。凡见于万物之藏，水之德也"。

7. 察色验病歌

痢疾眉头皱，伤风面颊红。渴来唇带赤，热甚眼朦胧。面黄多积病，青色是惊风。白色多因泻，伤寒色紫红。黑痛白虚冷，随症用神功。

8. 听声验病论

凡听小儿啼声，可知贤愚寿夭，亦知病之所因，其轻重瘥①剧②，皆可察也。假如啼声促者，肺病。声雄者，心病。声慢者，脾病。声悲者，肝病。声沉者，肾病。啼声空大而数③者，因食冷物。啼声细细丝丝之不歇者，有风。啼声或高大而迟者，有气。啼声忽大忽小者，有热。啼声浮响者易治，啼声沉隐者难瘥。啼声连连相应者，病将退矣。

注释
①瘥：意指病愈。
②剧：指病情加重。
③数：意指频数。

9. 验虎口脉纹说

小儿三岁以前者有疾，须看男左女右手虎口三关脉纹。从小儿食指侧，第一节寅位，为风关；第二节卯位，名气关；第三节辰位，名命关。其纹见于风关者，病轻易治；见于气关，虽重尚可治。若见于命关，则为凶病矣，然亦要明验脉纹，投之以药，或犹可生。其纹乱而多者，气不和。若黑纹入掌内者，必是内钓①之病。其纹终直，是饮食伤脾。儿发惊热，两手一样，乃惊与积齐发也。若三条者，肺生痰也。直透三关射指甲者，主惊风恶候，决不可治。又有一等，虽透三关，未射指甲者，尚有可治，但透三关开叉者必死。

又要观其色而治之，其纹色尚有不同，当读后歌。形状亦有各异，宜玩②后决。

注释
①内钓：指小儿由于胎寒或脾胃虚寒引起的一种病证。主要症状有腰背屈曲、腹痛多啼、唇黑囊肿。
②玩：意为玩赏、观赏，此引申为观察。

10. 虎口脉纹色歌

紫热红伤寒,青惊白是疳①。黑时因中恶,黄即困脾端。

注释

①疳:又称疳证、疳疾、疳积。是一种慢性营养障碍性疾病,好发于幼弱小儿。临床上以面黄肌瘦、毛发焦枯、肚大青筋、精神萎靡为特征。北宋钱乙《小儿药证直诀》:"疳皆脾胃病,亡津液之所作也。"

11. 虎口三关图

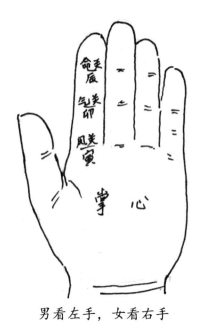

男看左手,女看右手

12. 八段锦纹脉主病①

(1) 鱼刺形

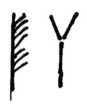

主惊风痰热。

鱼刺形，见于风关，乃初惊（惊风初起）之候，易治；见于气关，主疳劳②，身热，尚可治；见于命关，风邪传脾，难治。

（2）水字形

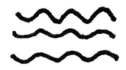

主食积、咳嗽、惊疳③。

水字形，见于风关，主惊风入肺，咳嗽面赤；见于气关，主惊风；见于命关，主慢脾惊风不治。

（3）虫形

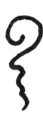

主疳虫、大肠秽积。

虫形，见于风关，主疳虫积聚，肚急如鼓；见于气关，大肠秽积；见于命关，主心痛传肝难治。

曲外是食症，曲内因风盛，辨内外曲。

（4）悬针形

主伤风、泄泻、积热。

悬针形，见于风关，主泄泻；见于气关，主疳病，兼肺脏积热；见于命关，主慢惊风，难治。

（5）乙字形

肝病，主惊风。

乙字形，见于风关，主肝病有惊；见于气关，主惊风；见于命关，主慢脾惊风不治。

（6）环形

主疳积吐逆。

环形，见于风关，肝脏有积聚；见于气关、命关、皆不可治也。

（7）乱纹

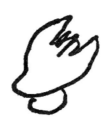

主虫。

乱纹形，见于风关，主虫积痛；见于气关，虫咬心痛；见于命关，不治。

（8）珠形，主死，不拘三关，皆无可治也，必死之候④。

注释

①八段锦纹脉即小儿食指虎口侧面相对三关位置出现的鱼刺形、水字形、虫形、悬针形、乙字形、环形、乱纹形和珠形八种可能呈现不同颜色的脉纹形状及其伸延方向的合称，临床上可作为配合其他手段诊断小儿疾病的参考，此段所举图形表现各形态纹脉的基本形状，在实际观察中会有一些变化，不可墨守。

②疳劳：属肺疳重证，症见面色白，骨蒸潮热，午后两颧发赤，精神疲倦，时有干咳或咽痛，睡中盗汗等。

③惊疳：症见患儿面黄颊赤，眼白中有红丝，壮热，有汗，烦躁，口舌生疮，胸膈烦闷，睡喜伏卧，食欲不振，肌肉消瘦，小便赤涩，或虚惊。

④必死之候：指病情危重，基于当时的中医水平无药可救，但随着当今医疗水平进步，当年不可医治的疾病现今不一定"必死"。

13. 八段锦纹总歌

鱼刺初惊候，悬针泻痢多。水纹惊肺积①，乙字是肝讹②。虫曲疳积病，环形吐逆多。乱纹虫咬痛，珠形是死疴。

注释

①肺积：是以咳嗽、胸痛、咯血、体倦乏力为主要临床表现的疾病，基本病机是正气虚损，阴阳失调，六淫之邪乘虚而入，邪滞于肺，导致肺脏功能失调，肺气阻郁。

②讹：变化，此处应指病变。

14. 诊脉说

小儿之手促狭①，切脉难容三指以定三关。②凡切脉者，只一指按其三关，以定息数③。自一岁以至十岁者，常以五六至为率④，添则为热，减则为寒。看小儿气血刚盛，脉来急促，自与大人不同，性以浮、沉、迟、数⑤四脉为主，再以七表八里⑥脉主病，其歌诀于下，熟读谨记，方可言医。

（1）脉法歌诀

小儿有病凭脉息，一指三关定呼吸。迟寒数热古今传，浮风沉积当先识。左手人迎⑦主外症，右手气口⑧主内疾。外症风寒暑湿侵，内候乳食痰与积。洪紧无汗是伤寒，浮缓伤风有汗液。虚软慢惊作瘛疭⑨，紧实急惊作搐搦⑩。浮大多是风热症，沉实原因乳食积。弦长空是肝膈风，紧数惊风四肢掣⑪。浮洪胃口似火烧，沉紧腹中痛不歇。虚濡⑫有气更兼惊，艽⑬则多利大便血。弦紧喉间多气急，沉细腹中痛切切。微而细者为疳虫，牢而实者因便热。滑主湿露冷所伤，弦急客忤分明说。大小不均为恶候，三至⑭为脱二至绝。五至为虚四至损，六至平和无病涉。七至八至病犹轻，九至十至热已烈。十一十二死无疑，此是前贤真妙诀。

（2）脉诀其二

此系先师口诀：

凡切小儿脉,寒热何以辨。浮沉与迟数,四脉为主见。浮大为风虚（在表症），得沉细为冷（在里，为不消其乳）。洪数因风热，微迟是虚寒。实则多有积，沉缓乃伤食。伏结⑮为伏⑯聚，弦数非虐何。沉紧为腹痛，迟者胃不和。腹胀脉沉促，此是不治症。咳嗽滑可疗，吐乳浮易医。黄疸沉细死，腹胀死期至。变蒸⑰寸口乱，良医当辨看。垂胀浮大痓，失血沉细愈。伤寒洪大好，微脉病不除。吐泻虚痢症，慢惊皆脏病。浮大则难安，沉细乃为庆。热病浮洪作，头疼寸急数。此皆应病脉⑱，调理再无错。

又云：孩儿未至十五六，一指取其三关、脉一息六七至为常，多则为过，少则不足。

注释

①促狭：窄小。

②此三关指小儿手腕后桡动脉浅表部寸、关、尺三部位，是医者切脉之所，非前述之虎口三关。

③息数：指诊者呼吸一次时段内，测得脉搏跳动的次数。

④率：标准。

⑤数：一种跳动薄疾，一息六至的脉象。

⑥七表八里：浮、芤、滑、实、弦、紧、洪，名为七表，属阳；微、沉、缓、涩、迟、伏、濡、弱，名为八里，属阴。

⑦人迎：足阳明胃经上的一个穴位，在颈部结喉旁开1.5寸，胸锁乳突肌的前缘，颈总动脉搏动处。

⑧气口：前臂掌面桡侧手掌腕横纹线上太渊穴至经渠穴之间，桡动脉上长约一寸的部位。

⑨瘛疭：指手脚痉挛、口眼歪斜的症状，亦称"抽风"。

⑩搐搦：为骨骼肌出现的具有疼痛的强烈收缩伴痉挛。

⑪掣：抽。

⑫濡：停留、迟滞。

⑬芤：指旁实中空。

⑭三至：此处的至指每次呼吸脉动的次数，三至即每次呼吸脉动3次，下同。

⑮伏结：指伏脉和结脉。伏脉，比沉脉更深，需重按着骨始可得，甚至伏而不现；结脉，脉来迟缓而呈不规则间歇。

⑯伏：指人体内伏藏之邪。

⑰变蒸，俗称"烧长"或"生长热"，又称小儿变蒸。指婴儿在生长发育过程中，精神、形体出现阶段性的代谢旺盛的生理现象，如出现轻度身热、汗出等。

⑱病脉：指疾病时出现的异常脉象。

15. 小儿死症歌

眼生赤脉贯瞳人（赤脉属心，瞳人属肾，乃心火胜肾，水干不能生木，致肝肾皆绝，不治），息门①肿起或可坑。指甲黑色鼻干燥（火克金），鸦声急作肚青筋（鸦声乃肝绝也，肚青筋，木克土也）。舒舌出口咬牙齿（心气散则舌出，肾绝则齿咬人），目多直视不转睛（直视者，志绝也）。鱼口（口如鱼呷水之状）气急啼不得（鱼口气急乃脾绝，啼不得乃肺绝也），蛔虫既出死形真（胃气绝也）。手足掷摇惊过节，灵丹十救一无生。

注释

①息门：即小儿头顶上的囟门。

16. 小儿绝候歌

小儿绝候①猝难测，满口痰涎喉中塞（此是风痰闭九窍，顽痰方出口中也）。吐泄无时加咳嗽（此是脾胃虚绝，不能克化谷食，故吐泻无时；再加咳嗽，故肺虚生痰风，风又生痰，脾为母，肺为子，母子俱伤，故必死），身上皮肤无血色（此血不荫也）。汗出如油头不举（汗成阴阳相离，荣卫相别津液脱。面汗如油头不举，囟门崩沉即死症也），目无光彩鼻中黑（鼻黑乃肺绝；目无光彩，肾水绝，肾主瞳人故也）。胸高心凸并撮口（肺胀脉绝即高胸也），手足如冰脚面直（胃绝，故手足冷直也）。搐搦眼斜连唇口（筋绝，肝惫也；搐搦，此手足牵引伸缩也），将手抱头难可救（其筋搐上，故手抱头，恶候也）。眼眶青色多焦渴（肝绝也），饮水百杯犹不歇（胃脘绝不能荫也）。脸浮眼肿脉不来（心绝即面肿，心主血不能荫也），似物粘身将口呷（脾胃绝，故如鱼呷水也）。啼哭无泪及鸦声（肝汁绝故无泪，肺气绝故声如鸦也），喉中牵锯口吹沫（喉中响是九窍痰闭，气绝不能出入，如锯之声，沫出是卫气绝而不回也）。唇不盖齿眼眶倾（唇眼皆属脾，土绝故也），泻痢多变黑黯血（血黑是心气绝也。此候必死休投剂）。

又云：鱼目定睛夜死，面青唇黑昼亡，啼而不哭是痛，哭而不啼是惊，心不安分是烦，身不定分是躁。

注释

①绝候：即危重征兆。

17. 五脏主病（秘传）

肝属木，胆为腑，性曲直，主风。内应筋爪，外应于目。其液泪，其藏魂，其恶风。病实则目直叫哭，顿闷项急，虚则呵欠嘘气。

心属火，小肠为腑，性燥动，主惊。内应脉络，外应于舌。其液汗，其藏神，其恶热。病实则啼叫发热，饮水而搐，虚则卧时惊悸不宁。

脾属土，胃为腑，性厚，主困。内应肌肉，外应唇口。其涎液，其藏意，其恶湿。病实则困睡身热，饮水唇裂，虚则上吐下泻，不思饮食，唇白。

肺属金，大肠为腑，性坚，主气。内应皮毛，外应于鼻。其液涕，其藏魄，其恶寒。病实则喘息闷乱，虚则短气，长嘘出气。

肾属水，膀胱为腑，性缓，主虚冷。内应骨齿，外应两耳。其液唾，其藏志，其恶燥。病实则精神不足，目无睛光，虚则畏明，体瘦骨重，惟头坠下，腰痛。

18. 五脏相胜①

肺病见春，或见于寅卯时②，乃肺胜肝也，肝怯不能制肺，故受病于肺主，当补肝肾、治肺，补肝肾地黄丸，治肺泻白散，轻者病退，重者目淡青，必发惊搐。海藏③云：为肝怯，故目淡青也。泻白散：桑皮、地骨皮、甘草、元参、赤苓、知母、黄芩、粳米。又，泻白方：桑皮、地骨皮、桔梗、陈皮、炙甘草。④

春季肝旺，现在却反常为肺旺胜肝，肝虚当补肝肾，用补法，肺病当治，用泻法。

肾病见夏，或形于巳午时⑤，是肾胜心也，水制于火，故受病于肾，法当泻肾补心，病轻则退，重者悸动发搐。⑥

肝病见秋，或见于申酉时⑦，乃肝胜肺也，肺怯不能制肝，法当补脾治肝，补脾者母能子实也，补脾用益黄散，治肝用泻青丸，轻者病退，重者唇白而死。益黄散：陈皮、柯子、小青皮、公丁香、甘草、木香。⑧泻青丸：当归、羌活、川芎、甘草、防风、龙胆草、大黄、焦栀炭。⑨

肝胜肺，则肝病胜热发搐，又见肺虚喘而气短，病见申酉时，是肝真强也。

《内经》云：受所制而不能制，⑩谓之真强。法当补脾肺而泻肝矣⑪，余仿此⑫。

心病见冬，或见于亥子时⑬，乃心胜肾也，肾怯不能制心，法当补肾治心。补肾用地黄丸：当归、熟地、赤芍、川芎、泽泻、茵陈、赤苓、猪苓、天花粉、甘草、木通、黄连。⑭治心导赤散、泻心汤⑮，轻者病退，重必发惊搐。导赤散：生地、木通、甘草、淡竹叶、黄芩。⑯又，补肾地黄丸：熟地黄、怀山药、山萸肉、嫩鹿茸、粉丹皮、怀牛膝、白云苓、宣泽泻、北五味、补骨脂，补肾以此为真。⑰

脾病见四季，皆仿前法治之，顺者易治，逆者难治，但此五脏相胜，病机不离五行生克之理也。盖小儿初生襁褓，未有七情六欲，只是形体脆弱，脏腑精神未充，所以有虚实乘胜之症，庸医不明此理，往往遇是，率指为外感内伤，而妄用药，致枉死者。悲夫。⑱

上五脏相胜，病随时令，乃钱氏扩充《内经》藏气，发时论之旨，实发前人所未发者也。假如肝病见于春及寅卯时，乃肝自病于本位也，今及见秋，及日晡⑲申酉之时，知肺虚极，肝往胜之，故当补脾肺而泻肝也。余仿此。

注释

①五脏相胜：五脏相胜，病随时令，乃钱乙扩充《内经·藏气法时论》之旨。本节对各季节中因五脏相胜出现的病症分析病因，并列出诊疗方法，深入浅出地阐明了病随时令与病随时辰的的机理。

②叶氏先祖将病随时令概念扩充至病随时辰，此处指一天十二时辰中的寅卯时，相当于四季的春季。

③海藏：即元代医家王好古，字进之，号海藏。

④泻白散：清泻肺热，平喘止咳。主治肺热壅盛喘咳，甚则气急，皮肤蒸热，发热日晡尤甚，舌红苔黄，脉细数。

⑤巳午时：一天十二时辰中的巳时和午时相当于四季中的夏季，夏季对应五行中的火，火对应五脏中的心脏。

⑥夏季心旺，现在却反常为肾旺胜心，心虚当补，用补法，肾病当治，用泻法。

⑦申酉时：一天十二时辰中的申酉时相当于四季中的秋季。

⑧益黄散：温中理气，健脾止泻。主治小儿脾胃虚弱，腹痛泄痢，不思乳食，呕吐不止，困乏神懒，心胁膨胀，颜色青黄，恹恹不醒。

⑨泻青丸：清肝泻火。主治耳鸣耳聋，口苦头晕，两胁疼痛，小便赤涩。

⑩正常应是肺金制约肝木,肝木理应接受制约,然此处肝不受制约,反而反制肺。

⑪秋季肺旺,现却肝旺胜肺。肺虚是因母脾虚,故当补脾强肺,用补法;肝病当治,用泻法。

⑫余仿此:其余四脏相胜仿照此法辨证医治。

⑬亥子时:一天十二时辰中的亥子时相当于四季中的冬季。

⑭地黄丸:滋肾阴,补肝血。主治肝肾阴虚,头目眩晕,眼花耳聋,咽喉燥痛,腰膝酸软,自汗盗汗,骨蒸劳热,遗精早泄,消渴引饮,小便频数,尿血便血,虚火牙痛,齿龈出血,须发早白;妇女月经先期,经来量少;小儿囟开不合,羸瘦骨蒸,行迟、语迟、齿迟,舌红少苔,脉细数。

⑮泻心汤:由大黄、黄连、黄芩组成。泻火燥湿。主治邪火内炽,迫血妄行,吐血、衄血;或湿热内蕴而成黄疸,胸痞烦热;或积热上冲而致目赤肿痛,口舌生疮;或外科疮疡,见有心胸烦热,大便干结者。

⑯导赤散:清心凉血,利水通淋。主治小儿心经内虚,邪热相乘,烦躁闷乱,小便赤涩淋涩,脐下满痛。

⑰冬季肾旺,现反常为心旺胜肾,肾虚当补,用补法;心病当治,用泻法。

⑱叶氏先祖强调辨证施治,不但要兼顾小儿身体综合状况,更要考虑疾患发生的季节、发病的时辰等因素对五脏的影响,故下药更能对症。

⑲晡:下午3时至5时。

19. 五脏五邪相乘①

五邪者②,虚、实、贼、微、正也,若不达其旨意,不易得而入焉。盖在前者为虚邪(脾病见白色),子能令母虚;在后者为实邪(脾病见赤色),母能令子实也。妻来乘夫(从我克之脏传来邪气)为微邪(脾病见黑色),夫来克妻(脾病见青色)为贼邪(从克我之脏传来之邪气称贼邪),本经自病(邪气未经传变而直接侵犯本脏导致疾病)为正邪(脾病见黄色)。假如春(木)得肾(水)病为虚邪(肾为母,肝为子,子能令母虚故也),得心病为实邪(心为子,肝为母,母能令子实),得肺病(金克木)为贼邪,得脾病(木克土)为微(我克者)邪(生我者为虚邪,我生者为实邪,克我者为贼邪,我克者为微邪),法当泻贼补本。经云:虚者补之,实者泻之。《内经》云:欲滋苗者必固其根,欲伐下者必枯其上,逆其根伐其本,则败其真之本矣。

注释

①相乘：乃五行学说术语。乘即乘机侵袭之意，属病理变化范畴。

②五邪：中医病因病理学名词。《难经》："病有虚邪，有实邪，有贼邪，有微邪，有正邪，何以别之？"即虚、实、贼、微、正五邪。

20. 五脏补泻法

凡病先已虚，而有合当下者，必先实其母，后泻其子。假令肺虚而痰实，此可下之症，先当益脾，后方泻肺也。下即泻也，药用化痰顺气，即泻肺也，非下大便之谓。

泻青丸，又名泻肝丸，钱氏①谓肝无补法，故无补肝药，王海藏以四物②加防风羌活，名为补肝丸。又以泻青丸去栀子大黄，名镇肝丸。治肝虚，导赤散。

泻丙小肠③泻心汤，泻丁心④安神丸⑤。治心虚疳热、神思恍惚，海藏以八物定志丸，乃补心之药。

益黄散又名补脾散，东垣⑥以此剂治胃中寒湿，呕吐腹痛，清白泄利之圣药也。

阿胶散⑦，又名补肺散，治肺虚久嗽。

泻白散又名泻肺散，治肺热、骨蒸自汗。

地黄丸又名补肾丸，治肾虚解颅等症。

钱氏谓肾无泻法，故海藏以地黄丸熟地改生地、去萸肉为泻肾丸⑧，治左手尺脉洪实之症也。

八物定志丸：人参、菖蒲、茯苓、远志、朱砂、白术、麦芽、牛黄⑨。

注释

①钱氏：即钱乙，字仲阳，宋代东平人，约生于北宋仁宗至徽宗年间（约1032—1113年），享年82岁，是我国著名的儿科医家。

②四物汤：由生地黄、赤芍、当归、川芎组成。补血和血，调经化瘀。主治血热。

③丙：《子平病源生死诀·五行十干表征》云"丙：肩、小肠"。

④丁：心、血液。《说文》："丁：夏时万物皆丁实。象形。丁承丙，象人心。"

⑤安神丸：由黄连_{酒洗}、朱砂_{水飞}、酒生地黄、酒当归身、炙甘草组成。功能：镇心安神，清热养血。主治：心神烦乱，怔忡，兀兀欲吐，胸中气乱而热，有似懊恼之状，失眠多梦。现用于神经衰弱之失眠、健忘、心悸，精神抑郁症之神思恍惚，属心火

偏盛者。

⑥东垣：即李东垣，金代医学家。名杲，字明之，号东垣老人，真定（今河北正定）人。曾从张洁古学医。

⑦阿胶散：由阿胶^{麸炒}、牛蒡子^{炒香}、甘草^{炙}、马兜铃^{焙}、杏仁$^{去皮、尖、炒}$、糯米^{炒}组成。养阴清肺，止咳平喘。主治小儿肺虚有火，咳嗽气喘，咽喉干燥，咯痰不爽，或痰中带血，舌红少苔，脉浮细数。

⑧泄肾丸：由生地黄、怀山药、嫩鹿茸、粉丹皮、怀牛膝、白云苓、宣泽泻、北五味、补骨脂组成。

⑨八物定志丸：主治心气不足。

21. 五脏惊积

肝受惊①，则浑身发热，夜多啼，眼睛上吊，筋缩频搐，宜下惊药泻青丸主之：当归、羌活、川芎、甘草、防风、龙胆草、大黄、焦栀子。若爪甲青黑者，肝绝不治。

肝受积②，则黑睛黄赤，早晚发热，多爱睡卧，疳丸（川连、石莲、麦芽、神曲、赤苓、蓬莪术、山楂、甘草）主之。若多啼无泪者，死症不治。

心受惊，则吃乳不收，舌出口外，此乃恶候，急以安神丸、定志丸主之。十味安神丸：沙参、茯苓、麦冬、怀山药、青龙齿、镜面砂、寒水石、粉甘草、梅花片、赤金箔。

心受积，则两眼赤，小便为油，面合地卧，口淫乳，必发惊搐病症。乳母淫欲乱情，致儿吐泻、身热啼哭，若声哑如鸦者不治。

魅乳：腹急脏冷，即嬭奶也，令儿面黄肌瘦，肚急如吹，泄泻夜啼，胸背皆热（其母有孕在腹，乳则为嬭奶）。

醉乳：恍惚多惊。扁鹊云：酒色之后，乳儿极能杀人，切宜戒之。

气乳：吐泻腹胀。钱氏曰：劳力动气之乳令儿夜啼。

已上③诸乳，必令捻④去前乳，方可与儿吃。

注释

①惊：原意为惊动、纷乱，此处指五脏受到刺激惊动导致功能紊乱。

②积：积热。

③已上：以上。

④捻：挤。

22. 小儿诸杂症状

爱吃灰炭者，肝生虫也。爱吃泥土者，脾生虫也。爱吃茶者，是心生虫也。爱吃布帛者，肺生虫也。爱吃盐者，是肾生虫也。爱吃酸物者，肝生虫也。爱吃生米者，胃生虫也。口吐白沫者，是虫痛也。口吐蛔虫者，心经与大肠经热也。开口睡或口气臭者，脏腑毒甚也。亦有膈上有寒，而吐蛔者，又不可以热为拘。吐涎沫及痰或吐绿水者，胃虚冷也。不时歌笑者，邪入脾也。喉中如锯响者，寒气入肺也。口渴腹胀者，疳气逆也。五心①热者，是疳劳也。乳食不清者，脾积冷也。小便不通者，膀胱火也。大便不通者，脏液热也。下淋者，膀胱郁热也。便血者，热传心肺也。小便浊者，湿滞脾胃也。小便白如米泔而臭者，肾疳也。遗溺者，膀胱虚冷也。脱肛者，大便虚滑也。诸虫痛者，胃气伤也。阴肿疝气者，寒所郁也。盘肠气痛，风冷所搏。脐疮者，风湿也。

耳停脓及耳聋者，肾经风热也。眼赤肿者，肝经风热而火盛也。牙疳者，多食甘甜热毒等物也。重舌木舌，心脾火热也。鹅口重腭者，胃中实热也。夜啼怕灯者，邪热乘心也。喉痹②者，热毒也。喉痹，两旁肿者为双乳鹅，易治；一旁肿者为单鹅，难治。比乳鹅略小者为喉痹，系热毒结于喉，且麻且痒肿者，喉风。丹毒者，风火行于外也。发斑者，阴毒气也。水肿者，土亏水旺也。黄疸者，脾胃湿热也。龟胸者，肺热胀满也。龟背者，风邪入脊也。吐血下血衄血者，皆荣卫气③逆也。夜多盗汗者，虚热疳气不顺也。自汗者，阴偏胜也。语迟者，邪乘心也。行迟发迟者，气血不充也。齿迟者，肾不足也。喘急者，痰气盛也。咳嗽者，肺伤风也。瘦疾者，膈上痰结也。痢疾者，腹中食积也。呕吐者，乳食伤胃也。泄泻者，乳食伤脾也。上吐下泻者，脾胃俱伤也。癖者，饮食停滞，邪气相搏而成也。疳者，因食肥甘油腻厚味所致也。吼喘者，肺窍中痰也。惊风者，肝木旺而心火盛也。慢惊者，脾胃虚极也。癫痫者，痰迷心窍也。丁奚④哺露者，食肉太早，脾胃受伤也。

已前诸症状，不过名其症耳，尚未详其因由，复将逐款细载于后，习吾道者，熟读谨记，方可成名。

注释

①五心：两手心、两脚心和胸心。

②喉痹：以咽部红肿疼痛，或干燥、异物感，或咽痒不适，吞咽不利等为主要临床表现的疾病。

③荣卫气：荣指血的循环，卫指气的周流。荣气行于脉中，属阴；卫气行于脉外，属阳。荣卫二气散布全身，内外相贯，运行不已，对人体起着滋养和保卫作用。

④丁奚：小儿黄瘦腹大的病证。

23. 初生眼不开

儿胎生下眼闭不开，常呻吟者，因在胎时母多食热毒等物，致成斯疾。治法当以熊胆少许蒸水洗眼，一日七次。如三日不开，用生地黄、灯草、木通、菊花煎汤磨泻肝丸吃，乳母服山茵陈汤①。且始生儿须令洗净，若洗不净，则秽汁浸渍于眼，能使眼赤烂弦②，至长不瘥，宜用二金汤③洗之。二金汤、川连、黄柏，乳浸一宿，搽眼而愈。生地黄汤治初生眼不开：怀生地、赤芍、川芎、当归、天花粉、炙甘草，泻肝丸④即泻青丸去栀黄二味。

注释

①山茵陈汤：由山茵陈叶、泽泻、瓜蒌根、猪苓、生甘草、生地黄组成。主治婴儿初生眼闭。

②眼赤烂弦：睑缘红赤溃烂，痒痛时作，重症甚至可能出现睫毛脱落，睑弦变形。

③二金汤：由鸡内金、海金沙、厚朴、大腹皮、猪苓、白通草组成。主治湿热黄疸，失治而为肿胀者。

④泻肝丸：由龙胆草、防风、羌活、川芎、当归、青黛组成。

24. 初生吐不止

儿初生呕不止者，因秽恶下咽故也，宜木瓜丸主之。凡儿始生时，急须拭去口中恶物，否则啼声一出，秽物吞下，不惟致生呕吐诸病，日后尚有疮毒之患。

木瓜丸：木瓜、木香、槟榔、腻粉、麝香、藿香、甘草。

25. 初生不大便

此症十难救一。

儿初生不大便，俗名锁肚，由胎中受热，热毒壅盛，结于肛门，无复滋润，所以如此。至第三日不通，急令妇人以温水洗口，吸咂①儿前后心并脐下手足心共七处，凡咂以红赤为度，须令目通。如再不通，肛门内当以金簪或银簪透而通之，刺入二寸许，以苏合香丸②纳入孔中，粪出为快。若腹内膨胀，不能乳食，作呻吟声至一七日，难可望其生矣。

注释

①咂：用嘴唇吸。

②苏合香丸：由苏合香、安息香、冰片、水牛角浓缩粉、人工麝香、檀香、沉香、丁香、香附、木香、乳香^制、荜茇、白术、诃子肉、朱砂组成。芳香开窍，行气止痛。主治中风，中暑，痰厥昏迷，心胃气痛。

26. 初生不通小便

初生不小便者，多因在胎时母食热物，令热毒之气流入胎中，儿饮其血，是以出胎时，即脐腹肿胀，而不小便。宜用木通散①：木通、车前、扁豆、神曲、大黄、滑石、草梢、瞿麦、栀子、灯草。或葱乳汤：葱白三四寸破之，合乳汁半盏，尿即通矣。如脐四傍有青黑色及口撮者，即不可治矣。

注释

①木通散：主治内有积热，小便不利。

27. 初生垂痈

凡儿出腹六七日后，其血气收敛成肉，则口舌喉颊方得清净。若喉间舌上有物，如芦箨①盛水状者，名曰悬痈，有胀起者，可以绵缠长针刺之，令去青黄赤血汁，一刺即消。未消，来日又刺之。不过三刺，则消尽矣。有生于舌下者，名为重舌。有生于上腭者，名为重腭。有生于齿龈者，为重齿。皆宜刺去恶血也。刺后用盐汤洗拭，急以硼砂丹②或一字散③搽刷。硼砂丹：白硼砂、辰砂、甘草为末，向口内刺处刷之。又治重舌法，用黄柏末、竹沥油，和匀，点舌下而愈。或以皂角刺烧灰为末吹破处。

注释

①芦箨：芦荻外皮。

②硼砂丹：涌顽痰，主治缠喉风、风热喉痹。
③一字散：朱砂、硼砂、冰片、朴硝共为末。

28. 小儿重舌

舌乃心之苗，而脾之脉络又系于舌。心、脾母子也，有热则气血俱盛，无所发泄，而发于舌。故二经受其热毒，即于舌下生形挺露而出，如舌而短，名曰重舌。即以指甲摘断或用刀割之出血，再用生蒲黄微炒，纸铺地下出火气，研干末敷上。如出血多者，用血余炭①涂之，内服泻黄散②加川连，外敷一字散。

注释

①血余炭：中药名，为人发制成的炭化物。取头发除去杂质，碱水洗去油垢，清水漂净晒干，焖煅成炭，放凉。
②泻黄散：由藿香叶、山栀仁、石膏、甘草、防风组成。泻脾胃伏火。主治脾胃伏火证。症见目疮口臭，烦渴易饥，口燥唇干，舌红脉数，以及脾热弄舌等。

29. 小儿木舌

木舌肿硬而粗大，不能乳食者，此亦风热之故。盖心脾有热，则舌肿胀，有风则舌强、木，心脾二经受热而有是症也。宜凉心脾退热疏风。以泻黄散主之，再以消黄散①敷之。

注释

①消黄散：由黄药子、白药子、知母、栀子、黄芩、大黄、浙贝母、连翘、郁金、朴硝、防风、蝉蜕、甘草组成。清热解毒，消黄散肿。主治一切热毒黄肿证。

30. 小儿弄舌

弄舌者，亦心脾风热，舌络微紧，故时复卷舒，出长收缓，或渴或不渴，谓之舒舌。宜泻心脾之热，泻黄散加黄芩水煎服。又不可太寒，小儿易寒易热，过寒恐生他症。若于大病后舌略出不长，一动即收，此名弄舌，乃恶候也，系心脾亏损，将传危急之症，急以温补脾胃。如面黄肌瘦，五心烦热，欲饮水者，慎毋认为热候，妄用寒凉变生不测，此乃脾胃虚津液少故也。

31. 小儿重龈重腭

此二候与前垂痈、重舌等候，名虽殊而病实同也，皆热毒所致，并宜刺去血汁，用盐汤洗拭，以一字散、硼砂丹敷之。

32. 小儿鹅口

儿初生，口里生白屑，满口舌，如鹅之口，故曰鹅口，由胎中受谷气重，心脾热气蒸发于口也，宜用发缠指甲蘸井花水[①]揩之，睡时以黄丹煅出火气，掺于舌上，如白屑不去，可煮栗荴汁，以绵缠指头拭之，再服化风丹[②]，以硼砂丹敷之。

注释

①井花水：清晨初汲的井水。

②化风丹：由紫苏叶、僵蚕、全蝎、天南星制、苍术、雄黄、硼砂、巴豆霜、人工冰片、天麻、荆芥、檀香、朱砂组成。息风镇痉，豁痰开窍，用于风痰闭阻、中风偏瘫、癫痫、面神经麻痹、口眼歪斜。

33. 小儿脐湿脐疮

小儿脐中肿湿，经久不愈者，急宜速疗，若至百日，即已危矣。治用枯矾、龙骨为末，入麝香少许，拭脐干敷之，仍宜避风。脐疮者用龙骨散敷（龙骨、轻粉、黄连为末），但此二症，皆因浴水浸，或尿湿衣裙所致，脐中受湿，肿烂成疮。或解脱，为风邪所袭。若不早治，风邪入于经络，则发搐成痫。

34. 小儿脐突

脐突之症又非脐风，亦因初生洗浴缚脐不紧，秽水浸入于内，产后旬日之外，脐忽光浮如吹，捻动微响，间或惊悸作啼。治宜白芍药汤加米仁，水煎空腹吃，以外消散涂之，自然平复。外消散[①]：大黄、牡蛎、朴硝、车前子共为末。白芍药汤[②]：白芍、甘草、泽泻、薄荷、桂枝、生姜、茴香、木香、薏苡仁。

注释

①外消散：主治婴孩初出，旬日外脐突，或痛或不痛，痛则啼声不已；小儿感温热相搏，致阴器肤囊浮肿。

②白芍药汤：主治小儿胃寒腹痛，至夜多啼。

35. 小儿脐风

儿生七日之后，肚胀腹硬，脐畔四边浮肿，口撮牙关不开，攒眉而叫，名曰脐风，乃因剪脐带太短，或结缚不紧，致外风侵入；或因铁器断脐，因为冷所侵；或牵动脐带，水入生疮，客风乘虚而入，传之于心，蕴蓄其邪，复传脾络，致令舌强唇青，手足渐搐，肚腹胀满，口禁不乳，啼声不出，喉中痰涎潮响，齿龈下上有小泡子，为粟米状者，是其候也。此症用药，百无一效，坐视其死，诚可悲也。惟有一法，至易至简，世俗罕识：凡患此症，看儿上下齿龈有泡子，用盐水蘸细绢缠指，轻轻擦破，即开饮乳，再服化风丹、乌金丸①主之。

注释

①乌金丸：由益母草、小茴香^{盐制}、川芎、补骨脂^{盐制}、吴茱萸^制、当归、艾叶^炭、白芍、莪术^{醋制}、蒲黄^炒、百草霜、三棱^{醋制}、香附^{醋制}、熟地黄、延胡索^{醋制}、木香等十六味组成，主治大风疾、小儿脐风，眉须堕落，鼻柱崩倒，语言不利。

36. 小儿撮口①

小儿胎气有热，或因有热传染，或生下洗浴当风，襁褓失度，致令小儿啼声不出，舌强唇青，聚口撮面，面黄目赤，气息喘急，乳哺艰难，名曰撮口。初生七日内有之，宜撮风散、辰砂姜蚕散主之。撮风散：钩藤、朱砂、姜蚕、全蝎，如小儿撮口撮风为佳。辰砂僵蚕散：辰砂、僵蚕、麝香、天竺黄、蚌珠共末，蜜调之。若口出白沫，而四肢冷者不治。龙胆汤②，内入钩藤、甘芍、柴胡、桔梗、姜黄片，用大黄引，身热撮口，此为真方。

注释

①撮口：指口唇收缩撮起，不能吮乳。

②龙胆汤：由龙胆草、钩藤、柴胡、黄芩、桔梗、芍药、茯苓^{一方作茯神}、甘草、蜣螂、

大黄组成。主治婴儿出生后，血脉盛实，四肢惊搐，发热呕吐；亦治惊痫。

37. 预防脐风法

初生儿脐风撮口最为恶候，十难救一。预治方法，宜时用软绵包指，拭口中上下牙床，上有筋两条，即用刀轻轻割断，以猪乳点之，更将儿抱光明无风处，看脐上有赤脉直上者，或有青筋直上者，即于赤脉青筋尽头灸三壮，赤脉散，则无患矣。

38. 小儿胎惊风症

凡儿初生月内，肢体壮热[1]，吐见涎潮，心神不宁，手足抽掣，身体强直，眼目反张，噤口咬牙，颊赤啼叫，或面青眼合，是谓胎惊风症。由妊妇失调，乖常，饮酒嗜欲，忿怒惊扑。母有所触，胎必感之，或外挟风邪，有伤于胎，子乘母气，故生即病也。视其眉间气色，赤而红润者可治，若暗而青黑者不治；再看虎口指纹，[2]曲入里者可治，钩出外者不治。先以化风丹解散风邪，次用导赤散、泻青丸治之，利惊化痰调气。大抵小儿嫩弱，不可骤用银粉镇坠之剂。如遇此候，急取猪乳，细研牛黄、麝香各少许，调抹入口中，仍服导赤散以泻肝之子也。此症由生下时为风邪入于经络，故有抽掣强直、反张之症。

注释

[1]壮热：是指病儿自觉热甚，喜弃衣被，扪之烙手，体温39℃以上者。
[2]参看本书第12节八段锦纹脉主病中相关记述。

39. 小儿胎寒

凡儿初生百日内，形色青白，口冷腹痛，身体厥冷，或起寒栗[1]，曲足握拳，日夜啼哭不已，或口噤不开，名曰胎寒。此症在胎时，因母腹痛所致。《产经》云：胎寒多腹痛。亦有娘母喜吃生冷时果，或胎前外感风寒暑湿，以吃凉药，致伤胎气，则儿生后昏昏多睡，或吮乳泻白。若不早治，则成慢惊、慢脾风症矣。宜用煨姜煎汤，磨服朱砂丸[2]，散其寒邪。次用茴香丸：陈皮、青皮、苍术、小茴、木香、甘草、香附、砂仁、良姜[3]，以调其气。候寒退，气均神安痛定，手足舒伸，再用参苓白术散，以养胃气。乳母忌生冷饮食，庶[4]易瘥也。参苓白术散：人参、茯苓、白术、扁豆、薏苡仁、山药、甘草、连翘、砂仁、桔梗，加枣。

注释

①寒栗：冷而打冷战，或指皮肤因冷战起粟粒状鸡皮疙瘩。

②朱砂丸：由朱砂^{水飞}、犀角屑、羚羊角屑、人参^{去芦}、茯神、远志^{去心}、龙齿^{研}、麦门冬^{去心}、铁粉^{另研}、防风^{去芦}、黄芩、汉防己^{去皮}、秦艽^{去土}、天麻、升麻、铅霜^{另研}组成。心脏中风，手足惊掣，心神狂乱，恍惚烦闷，言语蹇涩，并宜服之。主治小儿慢惊风，四肢拘急，心胸痰滞，身体壮热；惊风搐搦，目睛上视，涎盛不省人事；小儿疳气。小儿心肺烦热，黄瘦毛焦，睡卧多惊，狂语；大人、小儿暴下水泻及积痢。

③茴香丸：温经导滞，理气止痛。

④庶：或许。

40. 小儿诸热

小儿之病，惟热诸多，有渐热、惊热、昼热、夜热、壮热、余热、积热、风痰热，其候虽多，大同小异，始发之时，必有原因。其潮热，发渴，有时惊热，颠叫恍惚；昼热，辰巳时发；夜热，夕发旦止；余热，寒热未尽；壮热，火灼不止；疳热，骨蒸盗汗；积热，颊赤，口疮，风热汗出，身热，痰热咳嗽喘急；虚热，困倦无力；客热，往来不定；寒热，发如疟状；疟热，耳鼻尖冷。诸热得之，各有治法，其间有三两症互发者，随其轻重而治之。

复有诸热治法，逐载于后。惊热者，遍身发热，或热而不甚，面青自汗，睡梦虚惊，颠叫恍惚。有因惊而生热，有因热而生惊者。钱氏以导赤散、凉惊丸①、安神丸等，吾以化痰丹②并泻青丸治之见效。

疳热者，身体虚弱，遇暗而发，有热无汗，醒后盗汗方止，此乃疳病之余毒，传作骨蒸，或腹内有块，不时微痛。宜用三棱散③、消食丸④，先疗脾虚宿滞。如热不退，用小柴胡汤退之，仍忌鸡、酒、面、油腻诸物。小柴胡汤⑤：柴胡、半夏、人参、甘草、黄芩、姜枣。

烦热者，五心烦热甚，烦躁不安，手足时欲露出，大小便赤色，此谓之烦热，宜用灯心木通麦门冬煎汤磨泻青丸。若唇红饮水不止者，以竹叶石膏汤⑥治之。

潮热者，每日应时而发如潮，信之不失期也。若在寅、卯、辰时热而力盛饮水者，肝经实热也，⑦宜清肝散⑧。热而力怯饮汤者，肝经虚热也，六味地黄丸。已午未时热者，心经热也⑨，实用泻心汤（人参、北五味、炙甘草、净枣仁），虚用秘旨安神丸⑩（白茯苓、法半夏、杭白芍、橘红、大当归）。申酉戌时热者，肺经热也，⑪实用泻白散，虚用保脾汤⑫。亥子丑时热者，肾经热也，⑬以地黄丸治之。大凡壮热饮水，大便闭结，属实热，二黄犀角散⑭下之；烦渴饮热如常者，属血热，宜以四物⑮加减补之。昼热者，每食后发热，至暗则凉，医者多谓虚劳。或谓疳热，非也。此即血热症也，盖巳午时属心，心主血，血气行至巳午则阳气盛，阳气与正气相搏，故至期而发热，以龙胆丸⑯、地黄膏⑰之类治之。⑱

夜热者，日暮则发热，至鸡鸣则退，此宿食所致也，用消食丸治之。惟东恒⑲谓夜热乃血热也，盖夜属阴，阴主血，阴虚而生内热，故云夜则发热，昼则明了，取其昼阳夜阴之义，此亦理也。但凡宿食之热，腹背先热，面黄，足冷，眼胞浮肿，五心热不退者是也。

虚热者，因病后平复，血气未均，四体虚弱，时多发热，或一日三五次者，乃客热乘虚而作，治当调气补血，其热自退。先以胃苓散⑳加黄芪末，清米汤调服，次投钱氏白术散、四君子汤等剂治之。

钱氏白术散：白术、人参、甘草、茯苓、木香、藿香、葛根。四君子汤：参、苓、术、草。

实热者，头昏，颊赤，口燥，咽干，小便赤涩，大便秘结，宜四顺饮㉑。大便既通，挨动脏腑，病即安矣。盖实热须分里表虚实治之，表实宜汗，里实宜下，半表半里宜和解，若热一以利下为主，不是通论也。热而饮水为内热，火销铄㉒里之实热也。热而饮汤者，为津液短少，里之虚热也。热而外恶风寒，为外邪所客，表之实热也。

积热者，表里遍身俱热，面赤口渴，小便赤涩，大便焦黄。先以备急丸㉓、四顺饮利动脏腑，则热去。既去复热者，内热已解，表热未解也，当用大红丸㉔微汗之，其热自退。表邪已去而又有者，到此而医，人不能不疑难矣，或再用凉药，或再解散，误致夭伤者甚多。殊不知汗下之后，表里皆虚，气不归元，而阳浮于外，所以仍热不退，此乃余热，非真热也。银白散㉕入黏米煎服（升麻、扁豆、参、苓、白术加山药、甘、知疗虚热，表里皆虚，用必佳），和胃气则收阳归内，其热自退矣。

壮热者，热久不止，由血气壅实，五脏生热，蒸熨于内，则睡卧不安，精神恍惚，熏发于外则表里俱热，烦躁喘粗，是惊痫也，轻者泻青丸，重则双解散㉖。

余热者，谓寒热未尽，传经之遗热也，是表里皆虚，气不归元，而阳浮于外故也，详载前积条下。慎不可用凉药，盖退热则寒来，先哲戒之，法当和胃气，使阳气收敛归内，其热自止，此参苓白术散主之。

寒热者，发如虐状，阴阳相胜也。先寒后热，阳不足；先热后寒，阴不足；寒多热少，阴胜阳；热多寒少，阳胜阴也；寒热相半，阴阳交攻也；寒热隔昼，阴阳乍离也。盖阳盛作热，阴盛作寒，其有头疼汗出者，有呕吐不食者，有憎寒而饮水者，有壮热而饮汤者，有筋骨疼痛者或泻或秘，腹中痛而鸣者，皆是食积也，宜用备急丸下之，七珍丹㉗更效速。次用钱氏白术散主之，热不退，以小柴胡汤主之。痘疮热者，症候多端，不能悉举，惟以足冷耳冷验之。睡中身略颤动或惊跳，眼中带水，时热时退者是也。详载痘科。变蒸热者，温温微热，呕乳泻黄，上唇尖有泡如水珠子，耳冷尻㉘冷者是也。此候不可用药攻治，若妄投药饵，反为误事，若身热耳尻不冷，唇上无泡非也，可作别治。

凡发热乃小儿常候，不论久新皆不可用补剂，初宜解表，次当消食，风食既清，诸热自退，慎无谓热久宁补剂，是愈益其热矣。

注释

①凉惊丸：由草龙胆、防风、青黛、钩藤、黄连、牛黄、麝香、龙脑组成。涤痰通腑，熄风定惊。主治小儿惊风，大人风涎。

②化痰丹：明矾、迟矾、大半夏^{汤洗7次}、大南星^{1半汤洗7次，1半皂角煮}。主治痈疽发背。

③三棱散：由三棱^{炮、锉}、木香、鳖甲^{涂醋，炙微黄，去裙襕}、当归、陈橘皮^{汤浸，去裙瓤，焙}、赤芍药、川大黄^{锉，微炒}、桔梗^{去芦头}、桂心、槟榔、柴胡^{去苗}、干姜^{炮裂，锉}、诃黎勒^{煨，用皮}、防葵、白术组成。主治气劳，心腹积聚，两胁妨闷，四肢羸瘦，不能起立。

④消食丸：由缩砂仁、陈皮、三棱、蓬术、神曲、麦蘖^炒、丁香、香附子^{米泔浸}、枳壳^炒、槟榔、乌梅组成。宽中快气，消乳化积，治小儿乳食不消。

⑤小柴胡汤：和解少阳。治伤寒少阳证。往来寒热，胸胁苦满，嘿嘿不欲饮食，心烦喜呕，口苦，咽干，目眩。

⑥竹叶石膏汤：由竹叶、石膏、法夏、麦冬、人参、甘草、粳米、姜组成。清气分热，清热生津，益气和胃，主治伤寒、温病、暑病余热未清，气津两伤证。症见身热多汗，心胸烦热，气逆欲呕，口干喜饮，气短神疲，或虚烦不寐，舌红少苔，脉虚数。

⑦叶氏先祖不但主张病随时令，而且主张病随时辰，一天中寅、卯、辰时相当于一年中的春季，春季与肝木相对应。

⑧清肝散：由白芍、炒栀、丹皮、黄连、木通、滑石、甘草、车前组成。主治肝热溺血。

⑨一天中巳午未时相当于一年中的夏季，夏季与心火相对应。

⑩秘旨安神丸：养血安神，治心血虚而睡中惊悸，或受惊吓而作。

⑪一天中申酉戌时相当于一年中的秋季，秋季与肺金相对应。

⑫保脾汤：由金钗石斛、薏苡仁、忍冬花、山药、茯苓、牡丹皮、陈皮、人参、甘草、木香组成。益其正气。主治杨梅疮而有脾经形症者。脾土为肺金之母，针对肺虚当补其母，母强则子实。

⑬一天中亥子丑时为午夜，相当于一年中的冬季，冬季与肾水相对应。

⑭二黄犀角散：犀角屑、大黄^{酒浸蒸}、钩藤、栀子仁、甘草、黄芩等分。

⑮四物：即四物汤，由生地、赤芍、当归、川芎组成。

⑯龙胆丸：由龙胆、牛黄、龙齿组成，主治小儿惊热不退，变而为痫。

⑰生地黄膏：由生地黄^{研如膏}、木香^{为末}组成。主治主跌打损伤，臂臼脱出，局部肿痛；及痈肿未破者。

⑱此段论述将"病随时辰"之独到见解阐述得淋漓尽致，非长期经验积累并细心体察者不能有此见解。

⑲东垣：即李杲，字明之，晚号东垣老人，宋金时真定（今河北省正定）人，生活于金大定二十年至元宪宗元年（1180—1251年）。李东恒创立"脾胃学说"，认为脾胃是水谷气血之海，后天之本，虚则百病丛生，主张疾病由补脾胃，从脾胃着手论治。

⑳胃苓散：由茯苓、肉桂、猪苓、泽泻、厚朴、苍术、陈皮组成。

㉑四顺饮：由杭白芍、当归、大黄、炙甘草组成，又名四顺清凉散。

㉒销铄：融化。

㉓备急丸：大黄、干姜、巴豆^{去心}、芒硝共研末，炼蜜为丸。主治忽然心腹胀满急痛，大小便不通。

㉔大红丸：由真血竭、乳香、朱砂^{要箭头上好者}、巴豆仁组成。主治血块、血盅，大人小儿一切积癖。

㉕银白散：由人参、茯苓、甘草^炙、白术^{面炒}、白扁豆^{去皮}、藿香组成。健脾和胃，化湿止泄。脾胃气弱，泄泻不食。

㉖双解散：益元散210克、防风通圣散210克，相和入拌匀。每服9克，用水220毫升，入葱白15厘米，盐豉50粒，生姜3片，煎至150毫升，温服。主治风寒

暑湿、饥饱劳疫、内外诸邪所致恶寒发热。或小儿生疮疹，透发不快，有汗或无汗，大便干结，小便短赤者。

㉗七珍丹：山棱、蓬术、肉桂、黑丑、槟榔、巴豆、甘草为末。主治小肠疝气；一切下部冷疾。

㉘尻：屁股。

41. 附歌诀七首于下

第一伤寒热，痰嗽热非时。耳红连颊赤，毛发起疏稀。鼻塞更多涕，呵欠早寻医。若逢肢节冷，伤寒再无疑。

第二变蒸热，唇口白珠生。四肢兼热渴，吐乳亦如常。煎躁还啼叫，顺当解膈凉。三旬余两日，一度定非常。

第三食积热，浑身热又羸①。脚手脊脊细②，肚腹急如饮。见食愈增爱，渴泻粪为脂。终日煎颜色，唇红不可医。

第四惊风热，热惊汗出多。便青腹吮乳，两眼慢云和。咬乳流涎出，脚冷病缠节。若逢头仰视，急治莫蹉跎。

第五痘麻热，中指冷如冰。目涩常如睡，乳食不曾鸣。耳冷眼中赤，麻疾出将成。或是寒热盛，困倦没心情。

第六疳癖热，鼻赤齿枯凋。唇岩土为饭，肌肤不长膏。五心烦热盛，夜热更难熬。体瘦柴骨露，只此是疳劳。

第七风痰热，时热或是凉。吃水无休歇，粥饭见如常。日夜多啼哭，喘急定为昌。速宜频进药，莫待眼惊张。

注释

①羸：此处意指疲困。

②脊脊细：衢州方言，指极细、非常细，此处形容脚手骨瘦如柴。

42. 小儿变蒸

变蒸者，阴阳水火蒸于气血，而使形体成就，是五脏之变气，而七情之所由生也。盖儿生之日，至于三十二日为一变，每变蒸毕，即觉情性有异于前，何者？生脏腑意智、长筋骨、添精神故也，可谓三十二日。盖人有三百六十五骨节，以应天数，内除手足中四十五碎骨外，共有三百二十数，自下生骨，一日十段而上之，十日百段，而三十二日计三百二十段为一遍，亦曰一蒸。凡一周遍，乃生虚热诸病，如是十周，则小蒸毕也。

43. 小儿惊搐总论

凡小儿惊搐，一也而有晨夕昼夜之分、表里急慢之异。盖身热面赤力大者，为急惊；身冷面白力小者，此为慢惊；仆地作声，醒时吐沫，此为癫；头目仰视，此为天吊；角弓反张者为痓。治法亦各不同。假如寅卯辰时发搐，乃肝木用事之时，①其发身热，目直上窜，手足摇动，口内流涎，颈项强直，此肝旺也，宜补肾治肝。补肾用地黄丸，治肝用泻青丸。巳午未时发搐者，乃心火用事之时也，②其发心热，目上视白睛赤色，牙关紧急，口内涎生，手足摇动，此心旺也，宜补肝泻心。补肝亦用地黄丸、泻心导赤散、凉惊丸。申酉戌时发搐者，乃肺经用事之时也，③其发不甚搐而喘，目微邪视，身热如火，睡则露睛，手足冷，大便淡黄水，此脾肺虚而肝旺也，宜补脾肺而泻心肝。④补脾胃苓散，补肺阿胶散，泻心导赤散，泻肝泻青丸。亥子丑时发搐者，乃肾水用事之时，⑤其发不甚搐，而卧不稳，身热肢冷，目睛紧、斜视，喉中有痰，大便褐色，乳食不消，多睡不醒，此系寒水侮土，宜补脾治心。补脾用六君子汤⑥，治心导赤散、凉惊丸。有因伤风后，得此口气热，呵欠顿闷，手足动摇而搐，此因风邪内郁而成，谓之表惊，当发散风邪，泻青丸主之。有因伤食得之者，身温多睡，或吐，不思饮食而搐，此因饮食过度，致伤脾胃，脾虚引动肝木，⑦谓之食惊，宜定搐消食、补脾平肝。消食丸、醒脾丸⑧、参苓白术散主之。

有因外物触忤而得之者，其内元气未病，不过被外物所惊而搐，乃神不安也，以辰砂安神丸主之（辰砂连地当归草）。若元气有病，或心虚恍惚，非外惊而发者，钱氏安神散⑨主之。有急惊者一时发搐，口眼歪斜，喉中痰响，目直不省，此乃心火热，热则生风，风火相搏而成，宜退心火，平肝木。退心火，泻心导赤散、凉惊丸。平肝，用化风丹、泻青丸。慢惊者乃久病之后，脾土虚弱，不能载承肝木，故无风而木自动也，宜补脾为主，醒脾散、胃苓散之类。大抵急惊属阳而实，药宜凉泻；慢惊属阴而虚，药宜温补。更看其顺逆，男搐左视左，女搐右视右，男眼上窜，女眼下窜，男握大指出外，女捻大指入内，男左直右搐，女子右直左搐，凡此一皆顺，反之则逆，顺此易治，逆此难治。癫者即急惊之候，惟多作声流沫，此亦风邪触忤，痰壅气道，顿发而即死，逾时涎汁流而复醒。若一身强硬，终日不醒，则为痉矣。癫病非得于一朝一夕，其所由来者，渐矣。今日急惊似与渐字相隔天渊也。治此症者，从渐不可从急，以消风散⑩主之。

　　愚⑪谓治惊用药有次序，有先后，有轻重。初发只与驱风化痰则抽搐自止，然后安神定惊。不可预先妄投惊药，盖惊药多寒凉镇坠，恐引风痰深入经络，反为难治。若治惊而不驱逐风痰，只与定惊，谓之闭门逐寇，其惊搐安得止乎？吾见有过用镇惊之剂者，其病虽愈，而儿童终身愚鲁者有之，又有风疾入于心肺二经之窍，致儿不语如痴，而成废人者亦有之，医者可不慎之乎？⑫

　　注释

　　①寅卯时是黎明前后，相当于一年的春季，春季属木，而人体的五脏之中，肝也是木性，因而春气通肝，春季易使肝旺。

　　②巳午未时乃正午前后，相当于一年的夏季，夏季属火，而人体的五脏之中，心是火性，因而夏气通心，夏季易使心火旺。

　　③申酉戌时乃日近西山之时，相当于一年中的秋季。秋季属金，而人体的五脏之中，肺是金性，因而秋气通肺，秋季易使肺金旺。

　　④脾土生肺金，补脾是为母强子实也。而肝木生心火，减肝木则心火自然减矣。

　　⑤亥子丑时乃午夜时分，一天中最寒凉之时，相当于一年中的冬季。冬季属水，而人体的五脏之中，肾是水性，因而冬气通肾，冬季易使肾水旺。

　　⑥六君子汤：由人参、白术、茯苓、甘草、陈皮、半夏组成。健脾补气，和中化痰。治脾胃虚弱，面黄体瘦，或久患疟痢，不思乳食，或呕吐泄泻，饮食不化，或时患饮食停滞，或母有前症，致儿为患。

　　⑦五脏相克中脾土克肝木，当脾土受伤而虚弱之时，相克失去平衡，引动肝木致肝火过旺。

　　⑧醒脾丸：川乌^{姜汁浸去黑皮，切片}、大蒜^{煨去皮}共为末，醋糊丸。补脾胃虚损，温中进食，降气化痰，去冷饮泄泻。

　　⑨钱氏安神散：由御米壳^{蜜炒}、人参、陈皮^{去白}、甘草^炙组成。主治痰涎喘嗽，久不愈。

　　⑩消风散：由荆芥穗、甘草^炒、川芎、羌活、白僵蚕^炒、防风^{去芦}、茯苓^{去皮，用白底}、蝉壳^{去土，微炒}、藿香叶^{去梗}、人参^{去芦}、厚朴^{去粗皮，姜汁涂，炙熟}、陈皮^{去瓤，洗，焙}组成。主治诸风上攻，头目昏眩，颈背拘急，鼻涕声重，耳作蝉鸣，皮肤顽麻，瘙痒瘾疹，妇人血风，头皮肿痒。

⑪愚：作者守志公谦称。

⑫治病须辨轻重缓急，因人而异，因病而异，有时用药须曲折迂回，方能克疾至愈，否则产生严重后果，此叶氏先祖经验之谈，医者不能不牢记也。

44. 小儿急惊

夫急惊之谓，前代书所不载，惟曰阳癫，大抵失所保护，或抱于当风，或近于热地，日则多食辛辣，夜则衣盖太厚，郁积邪热，积于心，传于肝，再受人物惊搐，或跌仆呼叫，或雷声鼓乐，或鸡犬吠，一切惊搐而发。未发之先，夜卧不稳，睡中或笑或哭，啮①齿咬乳，鼻尖有汗，鼻孔干燥，啼哭无泪，大便闭结，小便黄赤短浊，气促，忽尔闷绝，此是已发。目直上视，牙关紧急，口噤不开，手足搐掣，此热甚而然，况面赤脉数可辨。盖心有热而肝有风，二脏乃阳中之阳，心火也，肝风也，皆阳物也。风主手动，火得风则火焰愈起，此五行之造化也。且肝藏魂，心藏神，心火遇惊则发热，热极则生风，风火相搏，则神动而魂不安矣，故发惊搐，名曰急惊。治法先用大红丸发表，次以泻青丸除去肝风，安魂退热。

惊风既除之后，可服化痰之剂，免成痴疾，但不可太寒。经云：热退则汗生。若仓猝间惊与风症俱作，只用四苓散②加辰砂、薄荷、枳壳，内有泽泻通利小便，加辰砂末、薄荷、枳壳煎汤调服，略解其症。盖四苓散内有泽泻通利小便，心与小肠相表里，小肠流利则心气通，其惊自减。况佐以辰砂，能安心魂，两得其宜。大约要解热，驱风凉心平肝，乃治急惊之要法也。

注释

①啮：啃、咬。

②四苓散：茯苓^{去皮}、猪苓^{去皮}、白术、泽泻各等分。健脾利水渗湿。主治湿内停，小便不利，泄泻，水肿，尿血。

45. 小儿慢惊

慢惊者，考之古书，亦无所据，唯载阴癫而已。盖慢惊为阴，阴主静而搐缓，故曰慢惊。其候皆外受感，妄作吐泻，或得于大病之后，或得药误之余，发则目缓神昏，手足偏动，口角流涎，身厥冷①，面黄，口鼻气冷，二便青白，目上视或斜转，两手握拳而搐，或手开撒，或两手动摇，各辨男左女右为顺，反此为逆。囟门或肿或陷，此虚极也。脉沉无力，睡则半睛露眼，乃真阳衰耗，而阴邪独盛。阴盛生寒，寒化为水，水生肝木，木生风，风木克脾土。胃为脾之府，胃中有风炽，故生瘛疭，症状两眉微耸，双手垂下，时复动摇不已，名曰慢惊。治法以醒脾散②，用藿香、姜、桂、白术、茯苓煎汤服下，次用胃苓散救其表里。若吐不止，可投定吐紫金丸③；泻不减，宜用六柱散④。或醒脾散，去胃风，定瘛疭，清神气，调荣卫，和阴阳。若痰多唇白肢冷，不省人事，此虚极矣，用固真汤⑤速灌之，以生胃气，胃气既回，诸症自退矣。

注释

①厥冷：中医学名词。手足厥冷，也叫"手足逆冷""四逆"。指手足四肢由下而上冷至肘膝的症状。

②醒脾散：木香、藿香苓术广皮添。夏朴天麻莲姜草，真阳衰耗此为先。《普济方·醒脾散》：人参、丁香、赤茯苓、藿香叶、白术、白姜^炮、甘草^炙、木香^炮、厚朴^{姜制}、南星^{大者}、缩砂仁^{同南星炒}。主治婴孩吐泻。

③紫金丸：由硇砂、干漆、乌头、干姜组成。主治老幼久积冷毒，呕吐酸水，心腹膨胀疼痛，不美饮食；兼治小肠疝气，大便不通。

④六柱散：由白茯苓、附子、人参、木香、肉豆蔻、诃子组成。主治小儿吐痢泄泻，胃虚脾慢，手足俱冷，六脉沉微。

⑤固真汤：由当归身、白术、黄芪、龙眼肉、人参、炙甘草组成。敛汗补肝。主治小儿身发火热，自汗不止，眼睛昏花，呵欠啼叫，未愈而痘随见。

46. 小儿慢脾风

慢脾风之候：面青额汗，舌短头低，眼合不开，睡中摇头吐舌，频呕腥臭，噤口咬牙，手足微搐而不收，身冷，或身温而肢冷，其脉微沉，阴气盛极，胃气极虚，此症十救无一二得生者。盖由慢惊之后吐泻损脾，病传已极，总归虚处，惟脾所受，故曰脾风。若逐风则无风可逐，治惊则无惊可治。但脾间痰涎虚热往来，其眼合者，脾困气乏，神志昏迷，痰涎凝滞故也。然慢脾之名，又曰虚风，小儿吐泻之后，面色虚黄，因虚发热，但先摇头斜眼，昏闷额汗，声沉而焦，即脾风之症，不必因急慢之病传变而生。此当知之治法，必循次平和，调脾养胃，不可过剂也。钱氏以黄土汤①，以土胜水，水得其平，则风自止。故以脾土为本，药宜补脾回阳。眼半开半合，手足不冷者，尚在慢惊，则勿用回阳热剂。或已入慢脾风，而阳气未甚脱者，亦不可急用硫黄附子等剂，只以醒脾散、益黄散主之。

慢惊惟内脏虚冷，无外受风邪，故可用温补之药。此脾风乃慢惊之后，复受风邪，故曰脾风。此候用温补之剂，则风得补而愈。若用驱风药，则表里俱虚，不堪发散，故脾风为难医也。

注释

①黄土汤：由甘草、干地黄、白术、附子(炮)、阿胶、黄芩、灶心土组成。温阳健脾，养血止血。主治脾虚阳衰，大便下血，及吐血、衄血、妇人血崩，血色黯淡，四肢不温，面色萎黄，舌淡苔白，脉沉细无力。

47. 小儿惊悸

人身有五藏①，有心藏神、肝藏魂，二经皆主于血，血亏则神魂失守，而生惊悸也。惊者，心卒②动而恐怖也；悸者，心跳动而惊忡也。二者因心虚血少，故健忘之症随之。宜用四物汤为主。丹溪③云：亦有属痰者，宜温胆汤加辰砂、远志之类。温胆汤④中用茯苓，桂红甘草夏茹存。辰砂远志兼枳实，姜枣加之痰亦清。

若思虑便动者，虚也，用养心汤⑤（养心汤内用黄芪，半夏当归肉桂齐。苓神柏子加味子，芎参甘草引姜宜）。触事易惊者，胆虚怯也，温胆汤；梦寐不宁者，肝魂失守也，安神定志丸⑥；恐畏不能独处者，胆气虚冷也，茯神汤⑦；睡卧烦躁者，胆气实热也，酸枣仁汤⑧；思虑郁结者，脾虚气滞也，归脾汤⑨。前症虽曰属心与肝，血之所流，实主于脾，脾之志曰思，思虑内动，未尝有不役其心者。夫心为君火十二宫之主也，盖君之德不怒而畏威，不令而治，故宜镇之以静，戒其妄动，动则相火禽合，煽烁阴精，精血既亏，则火势愈炽，是以惊悸怔忡所由生也。故治脾者，不可不知养心也。

注释

①此五藏并非解剖学中看得见摸得着的五脏器官，而是"藏"在另外空间人类肉眼看不到的的一种象，也就是《黄帝内经·素问·六节藏象论》中所述的"藏象"。

②卒：同猝，突然。

③丹溪：朱丹溪，名震亨，字彦修，浙江义乌人。对祖国医学贡献卓著，后人

将他和刘完素、张从正、李东垣一起誉为"金元四大医家"。

④温胆汤：化痰和胃，养心安神。治痰饮内阻，心神失养，惊恐失眠，头目眩晕。

⑤养心汤：主治心虚血少，惊惕不宁。

⑥安神定志丸：由茯苓、昌蒲、远志、人参组成，主治因惊恐而失眠，夜寐不宁，梦中惊跳怵惕。

⑦茯神汤：茯神汤内茯神存，枝子参甘芪芍真，枣仁熟地兼五味，桂心可却胆虚因。主治风眩倒屋转，吐逆，恶闻人声。

⑧酸枣仁汤：酸枣仁汤用枣仁，茯神远志并防风，柏仁壳地需竹茹，能疗胆气热奔腾。主治发汗后，不得眠睡，或虚劳烦扰，气奔胸中不得眠。

⑨归脾汤：由白术、茯神^{去木}、黄芪^{去芦}、龙眼肉、酸枣仁^{炒,去壳}、人参、木香^{不见火}、甘草^炙组成。健脾益气，补血养心。主治思虑过多，劳伤心脾，健忘怔忡。

48. 小儿痫症，似颠非颠①

夫痫者，经曰惊风三发②便成痫，因感惊风发搐，不与下痰之药，则再发，发至三次，便成痫矣。

而痫亦有三种：风痫、惊痫、食痫是也。风痫者，因衣厚汗出，乃立于当风取凉而得之；惊痫者，因惊怖大啼而发；食痫者，因乳食不节而成。虽瘥后不能言论者是也，盖伤风气也。咽喉乃气之道路，因风掩其道路之门，故不语也。大抵初发之际，身热瘛疭，啼而后发，脉浮者，为阳痫，邪在六腑及肌肤，易治。若身冷不惊瘛③，不啼叫，而作脉沉者，为阴痫，乃慢惊也，邪在五脏并骨髓，剧者难治。不醒者为恶候④，十无一生。治法亦分三种：风痫者，其病在肝，肝主风，验其症则睛面红、发搐，宜化风丹。有热，四顺饮，退热与利惊，并下痰之药。惊痫者，其病在心，心主惊，奉还其症，则忽然啼叫而发搐，宜凉惊丸、镇心丸⑤。有热，四顺饮下之，免生他病也。食痫者，其病在脾，脾纳食，验其病，则嗳吐酸气，即发搐，或大便酸臭，以大红丸、消食丸主之。

予先师曰：痫者似痫非痫，时明时昏，乃痰迷心窍故也。盖心者一身之主，清静之府，通阴察阳，毫无所紊乱。稍有浊痰流入其中，则昧其明，⑥故言语交错，而不知人事矣。逾时⑦精气赤汁流通，遂豁⑧其浊物，则言语复明而如旧。此实痰迷心窍，非邪祟所致，若以符水⑨治邪祟，则密其肤而客其外，以救之不救。此本上膈之痰，治宜先用吐法，次当清痰顺气，兼以定神定志，即愈矣。此痫病之来，非得于一朝一夕，其所由来者渐矣。亦由于初病时作惊，服镇坠之药，其邪不能外散，嵌固日久，留连于膈膜之间，一遇风寒冷饮，其痰忽然而起，堵塞脾之大络，此时升降无由，阴阳乘逆，故卒然而倒。

注释

①颠：同"癫"。

②三发：指惊风多次发作不愈而言，迁延可致癫痫。

③惊瘛：即惊厥，惊风。身体卒发强直，抽搐。

④恶候：预后不良的证候。

⑤镇心丸：由石菖蒲、远志、人参、茯神、川芎、山药、麦门冬、铁粉、天麻、半夏、南星、茯苓、细辛、辰砂组成。消风痰。主惊悸。

⑥昧其明：昧为糊涂，明为聪明，此句意为其原本的聪明变得糊涂了。

⑦逾：过一会儿。此句意思是过一会儿精气血液流通了。

⑧豁：排遣，消散。

⑨符水：即将别人画的符烧灰泡成的水。

49. 小儿角弓反张

角弓反张者，由肝经风甚，而邪入于经络，风邪内扰，以致脏腑亏损，气血虚弱。故发则腰背强直而硬，反张如弓，口噤流涎而喘，喉鸣如锯，此虚极也。血不荣①则强直（经云，诸暴强直，皆属于风。由风在血中，故如此，所以治风须养血），气不行则喉鸣，气血旺则风邪可逐而出。此候风邪蕴于内，气血耗而外驱风邪，则不胜其发散，补气血，则又恐益其风邪，故曰痫②可医，而痉③不可治者，即此谓也。

新起角弓反张，宜疏肝风清痰之法。日久角弓反张，宜用补中益气丸④加肉桂三五分。海藏防风当归汤：地、防、归、芎。

注释

①荣：兴盛，引申为充盈。

②痫：俗称羊癫疯、羊角风，常突然倒地，口吐涎沫，手足痉挛，口里发出羊豕的叫声。

③痉：为肌肉紧张，不自主地抽搐。

④补中益气丸：由炙黄芪、党参、炙甘草、白术炒、当归、升麻、柴胡、陈皮组成。补中益气，升阳举陷。用于脾胃虚弱，中气下陷证引起的体倦乏力、食少腹胀、久泻、脱肛、子宫脱垂。

50. 小儿惊瘫鹤膝（钱仲阳云：鹤膝者，乃禀受肾虚，血气不充，致肌肉瘦薄，骨节呈薄，如鹤之膝也）

肝者，东方青龙木也，其动引于风，其病主惊骇。诸热行肝风，有风则生痰，有痰则发搐。小儿惊风之际，手足动掣，当听其自定，①然后疗之，免生异症。若父母见其病势可畏，徒而按之，岂知筋者肝之合也，临病发时，若紧束其手足，则筋不舒畅，经络便为风邪所闭，终为废人。

《内经》曰：顽弱名缓风，疼痛名湿痹。又有四肢麻木不仁，致手足肿胀，痛不堪忍，此风毒之气使然也。凡小儿惊悸不常，及遍身不遂，即为惊瘫候也，若治之稍迟，至臂腕膝胫骨节之间流结顽核，或膝大而肿，肉消骨露，如鹤膝之形，故名鹤膝也（又云鹤膝之症，因禀②受肾虚，气血不充，以致肌肉瘦削，形如鹤膝，宜以六味地黄丸补其精血）。以上形症，并宜发散为先，使腠理开通，则风热可除，有湿亦去。用麻黄丸③，姜葱汤磨服，得汗为度，再用驱风丸④间服，使风不生，而痰不作，其疾自愈矣。驱风丸：防风、南星、半夏、黄芩、甘草，姜引。

注释
①听其自定：任其动掣后自己安定下来。
②禀：承受。
③麻黄丸：由麻黄、茯苓、紫菀、五味子、杏仁、细辛、桂心、干姜组成。主治少小胸中痰实嗽，及伤寒水气。
④驱风丸：主治大便不通，或年高风秘。

51. 小儿天钓内钓

天钓症属阳，内钓症属阴。

天钓者壮热，惊悸，眼目翻腾，手足搐掣，或啼或笑，喜怒不常，甚者，爪甲紫青，如鬼祟所附之状。盖犹乳母酒肉太过，热毒之气入乳，致儿心肺生热，痰郁气滞，加以外受风邪，而有此症，乃属阳也。治宜解利风热则愈，以化风丹、泻青丸、抱龙丸①主之。

内钓者腹痛多啼，唇黑囊肿，腰曲反张，眼内有红筋斑血。盖寒气壅结，兼惊风而得之。此乃胎中受寒受惊而有此病，乃属阴也，宜以却寒定痛温暖之剂即愈，以大红丸、茴香丸主之。调中散②亦佳。

注释

①抱龙丸：由天竺黄、雄黄^{水飞}、辰砂、麝香^{各别研}、天南星^{腊月酿牛胆中，阴干百日，如无，只将生者去皮、脐，锉，炒干用}组成。主治小儿伤风瘟疫，身热昏睡，气粗，风热，痰盛咳嗽，惊风抽搐，中暑。

②调中散：由青木香、川楝子、没药、白茯苓、上青桂、杭青皮、莱菔子、陈枳壳、尖槟榔、炙甘草组成。主治婴孩盘肠气，腹内筑痛。

52. 小儿偏风口噤

偏风者，属足厥阴、足少阳肝胆二经也，口噤者筋急，由风木太甚，而乘于脾，以胜水则筋燥，而劲强故也。又曰风之为病，差行而数变，或右或左，其因不一，治当审而药之。若足阳明胃经气虚，风邪所乘，其筋脉偏急者，属内因脾肺虚弱，腠①理不密，外邪所袭。或服金石之剂，耗损肝血，或吐泻之后，津液内亡，不能养肝，以致口眼歪或半身不遂。诸症皆属肝血不足，旺火生风，宜滋肾水、养肝血、补脾土。治法：肝火血燥者，六味地黄丸；脾肺虚而挟风者，柴胡钩藤饮②；津液不足者，七味白术散③。若兼目紧上视，寒热往来，小便赤，面色青，两肋胀痛，皆肝经之本病也，当察五脏相胜而主之。设执其一端，而概投风药，反成坏症多矣。

注释

①腠：肌肉上的纹理。

②柴胡钩藤饮：由党参^{去芦}、防风、蝉蜕^{去头足}、钩藤、荆芥、竹叶、陈皮、甘草组成。主治小儿惊热，睡眠不稳。

③七味白术散：由白术、人参、甘草、茯苓、木香、藿香、葛根组成。健脾养胃，益气生津。

53. 小儿宿食

《伤寒论》：人病有宿食者，何以别之？曰：气口①脉浮而大，按之反涩，知有宿食矣，宜下之。然同一发热，而伤食之热，惟肚腹部之热尤甚，且其粪酸臭，夜间潮热，此伤食之明验也。盖伤食者何？胃纳水谷，而脾化之，小儿不知樽节，胃之所纳而脾气不足以胜之，故不消也。神曲麦芽之类，皆腐化之物，先贤已谓能伤胃中生发之气，况进以三棱蓬术乎？且进以巴豆牵牛大黄乎？脾气一受伤于食，再受伤于药，至于下之，而气一脱，所存几何？故克食之药不可多用，下积之药更宜慎之，必察其症之虚实而后用也。②

钱氏曰：食不消，多因脾胃虚冷也，故不能消化。宜以补脾益黄散，待脾胃温和，自食自消矣。予以消食丸最确当。

其有宿食在内秘积，以致腹中饱闷，疼痛而不可禁持者，不下则何以去其宿食乎？是以不得已要用备急丸或七珍丹宣去宿食物，再补脾胃，不可胶柱鼓瑟，③以恐伤脾胃之故。不与下利，反致伤生。是以医者，要识此权变为贵也。

注释

①气口：即寸口，寸口为手太阴肺经所循，位于手腕后桡动脉搏动处，以候十二经之气。

②宿食与伤食是两种不同病因引起的病症，宿食为实，伤食为虚，若用同一方法治之必贻误也。

③胶柱鼓瑟：用胶把弦柱粘住后奏琴，柱不能移动，就无法调弦。比喻固执拘泥，不知变通。

54. 小儿积聚

积聚之因，皆由恣食生冷及甘滑黏腻之物，伤于脏腑。盖脏属阴，阴气不行，蓄积一处，故曰积。腑属阳，阳气运动不息，被伤则息而不动，故曰聚积。聚之积，面黄虚肿，合地而卧，小便如油，腹胀虚鸣，毛发焦黄，下利赤白，两眼黄赤，遍身虚肿，昏闷多睡者是也，宜用木香槟榔丸①。若面白喘急，或面黑眼直，项软口噤，手足细小，手足心疮，干呕不食，泻住又泻，肚急如鼓，口出热气，则难治矣。

小儿五脏有五积。夫②心之积曰伏梁，大如臂，在脐之上，上攻其心，下攻胃口，久不愈，病烦，身体背肿，环脐而痛，其脉沉芤，宜伏梁丸③。肝之积曰肥气，如覆杯，有头足似鳖形，在脐之左边，久不愈，发疟呕吐，宜肥气丸④。脾之积曰痞气，覆大如盘，在胃口之上横之，久不愈，四肢不收，黄瘦，饮食不进，心腹连脊而痛，其脉大而长，宜消痞丸⑤。肺之积曰息贲，大如覆杯，在脐之右畔，久不愈，洒淅寒热，气逆喘嗽，其脉浮细，宜息贲丸⑥。肾之积曰奔豚，在脐之下，上至心，上下无时，故曰奔豚，久不愈，病干喘逆，骨痿少气，男子内结诸疝，女子瘕聚带下，宜奔豚丸⑦。但此五候，非饮食而成，乃气滞所成者也。

注释

①木香槟榔丸：由木香、槟榔、牵牛、大黄、神曲组成，行气导滞，泻热通便。用于湿热内停，赤白痢疾，里急后重，胃肠积滞，脘腹胀痛，大便不通。

②夫：文言助词，引出下面的议论。

③伏梁丸：由茯苓、厚朴^{姜汁制,炒}、人参、枳壳^{麸炒,去瓤}、白术、半夏^{汤洗七次}、三棱^{慢火煨熟,乘热温治}组成。主治伏梁。心之积，起于脐下，上至心，大如臂，久久不已，病烦心，身体髀股皆肿，环脐而痛，脉沉而芤。

④肥气丸：由青皮^炒、当归须、苍术、蛇含石^{煅,醋淬}、蓬莪术^切、三棱^切、铁孕粉组成。主治：肝积，在左胁下，状如覆环，久久不愈，咳而呕逆，久疟不已，脉弦细。

⑤消痞丸：由丁香、藿香、肉桂、茯苓^{去皮}、甘草、小茴香、干姜、桔梗组成。功能：温中化饮，行气消痞。治脾胃虚寒，痰饮不化，胸膈痞闷，呕逆喘嗽，体倦头痛。

⑥息贲丸：由厚朴^{姜制}、黄连^{去头,炒}、干姜^炮、桂^{去皮}、巴豆霜、白茯苓^{去皮另末}、川乌头^{炮制,去皮}、人参^{去芦}、川椒^{炒,去汗}、桔梗、紫菀^{去苗}、白豆蔻、陈皮、青皮、京三棱^炮、天冬组成。主治：肺之积，右胁下覆大如杯，久不已，令人洒淅寒热，喘咳，发肺壅。

⑦奔豚丸：由厚朴^{姜制}、黄连^{去须,炒}、白茯苓^{去皮,另末}、川乌头^炮半钱、泽泻、苦楝^{酒煮}、延胡索、全蝎、附子^{去皮}、巴豆霜、菖蒲、独活、丁香、肉桂^{去皮}组成。主治肾之积。

55. 积病可医症九

面上虚肿是积，其积在脾，脾胃受伤，故气浮于面目，治以健脾消食行气为主。

面合地卧①是积，因脾受冷硬之物所伤，故面合地卧，宜以七珍丹下之（槟、丑、棱、蓬、桂、草、巴）。

腹胀是积，其积在肺，肺主气，故胀满气急，治以调气补脾消食为主。

小便如油，或如米泔，是积，其积在小肠，原受伤于脾，当传于心，心不受触，则入小肠，乃心之腑也。宜分利水谷，以疳丸主之。

发黄是积，其积在心，心主血，血虚不能荣于发，此人必时发热、烦躁，宜八物定志丸倍加生血养血药补之。疳丸：二两川莲，与石莲、麦芽、神曲、赤苓兼蓬术各五，山楂七，甘草三钱，合为丸。八物定志丸：人参、菖蒲、茯苓、远志、朱砂、白术、麦芽、牛黄。

赤白痢是积，其积在肺，而传于大肠，及因伤冷而得之，治以补脾而兼去积可也。

遍身浮肿是积，是饮食伤脾，脾土亏不能胜肾水，水溢皮肤，是以遍身浮肿。宜利水健脾为主。

两眼黄赤、睛青是积，其积在肝，不治将传于胆，其人必口苦不食，宜凉药退之。

多泻白粪是积，此乃寒冷之物伤脾，宜先消后补。

注释

①面合地卧：小儿喜欢脸贴地面睡觉。

56. 积病不可医六

喘急是肺积，肺主气，喘急甚，则肺绝，其人面白无血色。
面黑是肾积，面若黑，肾绝也，其人不辨好恶，目直无光。
吐热气是荣积，荣者，血也，血主心，心不能管，故出热气，是血竭也。
手足心生疮，乃卫积。卫者，气也，胃气不能运，故手足心生疮。若卫绝则气不回，不过半日即死矣。
泻住又泻，脾积，泻白粪者尚可治，若泻青黑色者，脾烂必死之候。
恶心干呕者，胃积；干呕不止，胃绝也。

57. 小儿疳疾

内食肥，经云令人内热；数食甘，令人中满。盖其病因肥疳所致，故曰疳①。

若夫②襁褓中之乳子，与四五（岁）之孩童，乳哺未息，胃气未全，而谷气尚未充也。父母不能调养，惟务姑息，舐犊之爱，遂令恣食肥甘，与瓜果生冷及一切烹饪调和厚味，朝食暮噉③，渐成积滞胶固，以致身热体瘦，面色萎黄，肚大青筋，虫痛泻痢，而诸疳之疹作矣。钱氏云：诸疳皆脾胃之病，内亡津液之所作也。或因大病之后，吐泻疟痢，渴汗之余，脾胃虚弱，并成疳疾。

盖④疳症种类多端，治法亦各不同，详载于后，医者察之。

肝疳者，由乳食不调，肝脏受热所致也。若乳母寒温不调，饮食不节，或外感风寒，内伤喜怒，邪气未散，遽⑤以乳儿，多成风疳。肝者，眼之候，上膈伏热，痰涎壅滞，以致肝风入眼，赤肿翳生，眵⑥泪烂眶，痛痒揉擦，昏暗雀盲，甚至经月眼合，亦名眼疳。外症摇头，揉目，白膜遮睛，汗流遍身，合面而卧，目中涩痒，面色青黄，发立头焦，筋青脑热，腹中积聚，下利频多，久而不瘥，表瘦生疮，此名肝疳。杨氏以天麻丸⑦，吾师以菊花散⑧并疳丸兼治之。菊花散：蛤粉川芎和木贼，灵芝龙胆及青皮。芜荑石决兼蒺菊，精珠甘草术通宜。虾蟆加入皆为末，猪肝纳末箬包煨。或用柴胡清肝散⑨。治肝疳，泻肝散⑩。治眼疳，芦荟肥儿丸⑪、逍遥散⑫、扶肝益脾汤⑬。疳丸：二两川连与石莲，麦芽神曲赤苓兼。蓬术各五山楂七，甘草三钱合为丸。

脾疳者，由乳食不节，脾胃受伤所致也。或乳母恣食生冷肥腻，或乳儿过伤，或食后乳儿致吐，或乳后多眠，久则变为乳癖，腹肋结块，亦为奶疳。外症面黄，骨立毛焦，发穗⑭头大，项细肚大，脚、小腹多筋脉，口疮，吃土，利多酸臭，水谷不消，合面困睡，爱暗憎明，此是脾疳，亦曰伤疳。钱、杨以益元散⑮、四味肥儿丸⑯、诃梨勒丸⑰。予先师以木香肥儿丸、丁香脾积丸之类治之。木香肥儿丸⑱：黄连、木香、白术、神曲、虾蟆、槟榔、君子、川楝、麦芽。丁香脾积丸⑲：三棱、蓬术、神曲、青皮、木香、丁香、巴霜。

肺疳者亦由乳食不调，壅热伤肺故也。肺主气，鼻乃肺之窍，其气不和，则风湿乘虚。寒客于皮毛，入于血脉，故鼻下两傍，赤痒疮湿，名为鼻疳。其疮不痛，黄汁流处，即随生疮，又名疳䘌。外症喘嗽，气逆，毛焦，多啼，壮热恶寒，鼻内流涕，咽喉不利，腹胀食减，肠滑，米谷不化，皮生粟粒，此为肺疳，又曰气疳，以清肺饮⑳、化䘌丸（芜荑、青黛、芦荟、川芎、白芷、胡连、虾蟆为末合丸）主之。

肾疳者，由乳哺不调，脏腑积热所致也。凡甘味入于脾胃而虫动，虫动则侵蚀脏腑，遂使孩提心下扰闷。若上食齿龈，则口疮出血，齿色紫黑；下蚀肠胃，则下利肛焖，湿痒生疮。治疗不早，精髓消耗，难以愈矣。虫者也，因疳伤久利，肠胃受湿得之，状如狐惑㉑伤寒，此齿蚀之症，或以走马命名（走马牙疳是疳热在肠胃中为热毒流入血脉，成坏血病，治以盐泻剂下其积热外用碳酸水洗净以红汞湿棉日日换药可愈）。盖齿属肾，肾虚才受热邪，疳气直奔上焦，故以走马为喻。初作口臭，名曰臭息。次第齿黑，名曰崩砂。甚则龈烂，名曰溃槽。热血并出，名曰宣露。甚则齿皆脱落，名曰腐根。其根既腐，怎得全活，其齿不复生矣。

外症脑热，肌削，齿折，龈疮，寒热时交作，口臭干渴，手足如冰，吐逆食少，泻利频频，并下部开张，肛门不收，身多疮疥，鹤膝头开，此为肾疳，亦名走马牙疳。予先师以九味地黄丸㉒、五疳保童丸治之。五疳保童丸：川连、蟾蜍、川楝子、芜夷、槟榔、三棱、青皮、楂肉、胡连、君子、神曲、芦荟、莪术、木香、麦冬。

注释

①疳：中医指小儿面黄肌瘦、腹部膨大的病。

②若夫：至于，用于句首或段落的开始，表示另提一事。

③噉：意为吃。

④盖：文言虚词，发语词，引出下文。

⑤遽：就。

⑥眵：眼屎。

⑦天麻丸：由天麻、羌活、独活、杜仲（盐炒）、牛膝、粉草薢、附子（制）、当归、地黄、玄参组成。祛风除湿，通络止痛，补益肝肾。用于风湿瘀阻、肝肾不足所致的痹病，症见肢体拘挛、手足麻木、腰腿疼痛。

⑧菊花散：主治风邪气入于脑，停滞鼻间，气不得宣散，结聚不通，故使鼻塞也。

⑨柴胡清肝散：由柴胡、黄芩（炒）、人参、川芎、山栀（炒）、连翘、甘草、桔梗（炒）组成。主治肝经风热，或乳母怒火，患一切疮疡。

⑩泻肝散：由归尾、大黄、黄芩、知母、桔梗、茺蔚子、芒消、车前子、防风、赤芍、栀子、连翘、薄荷。主治玉翳遮睛。初则红肿，赤脉穿睛，渐渐生白翳膜，初起时如碎米，久则成片遮满乌睛，凝结如玉色。

⑪芦荟肥儿丸：由五谷虫（炒）、芦荟（生）、胡黄连（炒）、川黄连（姜炒）、银柴胡（炒）、扁豆（炒）、山药（炒）、南山楂、虾蟆（煅）、肉豆蔻（煨）、槟榔、使君子（炒）、神曲（炒）、麦芽（炒）、鹤虱（炒）、芜荑（炒）、朱砂（飞）、

麝香组成。清肝健脾，消积杀虫。

⑫逍遥散：由甘草^{微炙赤}、当归^{去苗,微炒}、茯苓^{去皮,白者}、芍药^白、白术、柴胡^{去苗}组成。主治血虚劳倦，五心烦热，肢体疼痛，头目昏重，心忪颊赤，口燥咽干，发热盗汗，减食嗜卧，及血热相搏，月水不调，脐腹胀痛，寒热如疟。又疗室女血弱阴虚，荣卫不和，痰嗽潮热，肌体羸瘦，渐成骨蒸。

⑬扶肝益脾汤：由党参、生黄芪、白术、白芍、佛手、防风、扁豆、川芎、丹参、延胡索、败酱草、黄连、乌梅组成。

⑭发穗：头发作结如稻穗。

⑮益元散：即六一散，滑石粉六两，甘草一两。清暑利湿。主治感受暑湿，身热烦渴，小便不利，或呕吐泄泻，或下痢赤白，亦可用于膀胱湿热所致的癃闭淋痛，砂淋、石淋。

⑯四味肥儿丸：由黄连^炒、芜荑^炒、神曲^炒、麦芽^炒组成。主治诸疳发热，目生云翳，口舌生疮，或牙龈腐烂，肌肉消瘦，遍身生疮等症。

⑰诃梨勒丸：由诃子^{去核称}、椿根白皮、母丁香组成。主治休息痢，昼夜无度，腥臭不可近，脐腹撮痛，诸药不效。

⑱木香肥儿丸：健胃消积，驱虫。用于小儿消化不良，虫积腹痛，面黄肌瘦，食少腹胀泄泻。

⑲丁香脾积丸：主治脾积腹满，宿食不消。

⑳清肺饮：由桔梗、黄芩、山栀、连翘、天花粉、玄参、薄荷、甘草组成。主治热结小便不利，喘咳面肿，气逆胸满，舌赤便秘。

㉑狐惑：指湿热毒邪入内，或感染虫毒，伤及气血，以目赤眦黑、口腔咽喉及前后阴腐蚀溃疡为主要表现的疾病。狐惑与西医的白塞综合征类似，可侵害人体多个器官，包括口腔、皮肤、关节肌肉、眼睛、血管、心脏、肺和神经系统等。

㉒九味地黄丸：由知母、黄柏、山茱萸^制、牡丹皮、茯苓、泽泻、肉桂、山药组成。滋阴降火，温肾壮阳。

58. 无辜疳

无辜疳者，天下有鸟名无辜，日伏夜游，因晒衣服失收，遇此鸟过尿之，令儿生病。其病脑后有核如弹丸，初生软而不痛，捻之反转是也。内有虫如米粉，得热气渐渐长大，大则筋结。实虫随气血流散，所有停留，子母相生，侵蚀脏腑、肌肉作疰，或大便泄泻脓血，致使小儿渐渐黄瘦，头大发立，手足细弱，壮热，或夭折也。凡小儿有此候，若不速治，必损其命，当以肥儿丸久服自愈。

小儿无辜疳者，古云有鸟夜游，尿衣而有此症者，非也，乃是五邪所伤而得之也。五邪者何？食、积、风、寒、湿也。此五邪，久则令人日渐黄瘦，食不生肌，夜间多哭，身发潮热，或壮热多渴，吃食不知饥饱，或生疮癣者是也。治宜消食去积，调胃补脾，则诸症自愈矣。

脊疳者，虫食脊膂①，身热黄瘦，肚大胸高，毛发干立，烦渴下利，拍背如鼓鸣，脊骨锯如齿，或十指皆疮，频咬指甲者是也。宜集圣丸②及地骨皮丸③主之。

走马疳者，即前肾疳也，多因气虚受寒，及有宿滞留而不出，积蓄成热，虚热之气上蒸。或因多食甘甜肥腻厚味，而伤脾胃，积滞日久，邪热上蒸于口，以致口焦黑燥，间清血，血聚成脓，脓臭生虫，侵蚀牙齿。甚至腮颊穿破，乳食不便，面色光浮，气喘作热。宜先用清胃甘露饮④，去其积热，再以温盐水嗽，用软鸡翎蘸盐水拂洗，略拭干，以人中白散⑤、硼砂丹敷之。若经久不愈，传于唇之上下，乃成崩砂症。或穴孔满腮，齿落骨露，饮食减少，气促痰鸣，必致危矣。

疳䘌⑥者，多因久痢，脾胃虚弱，肠胃之间虫动侵蚀五脏，使人心烦恼闷。其上蚀者则口鼻齿龈生疮，其下蚀者则肛门伤烂，皆难治。或因儿嗜甘味过多，而动诸虫伤胃间，致令侵蚀下部，泄利不止，名为疳痢湿䘌也，宜用化䘌丸⑦治之。

疳疮者生于面鼻上，不痒不痛，常有汁出，汁所流处，随即生疮，身上立生。此是风湿搏于血气，故不痒不痛，名为疳疮。钱氏云：凡鼻面赤火生疮，不生痂，渐绕耳生疮，谓之外疳，宜用白粉散⑧敷之。

疳劳者，即疳热骨蒸，兼诸咳嗽盗汗等症是也。以鳖甲散、猪肚丸⑨治之自愈。清骨散⑩治疳劳，妙：银柴胡、胡莲、秦艽、鳖甲、地骨、青蒿、知母、甘草。

疳积者，面带青黄色，身瘦，腹胀，发立，身热，腹痛，此因疳盛而得之，宜先用醒脾散调理数日（木香藿香苓术广皮添，夏朴天麻莲姜草，真阳衰耗此为先），用取疳积之药下之，再服健脾和胃之剂。

疳泻者，因不慎饮食，或吃嫽乳致然，腹中有块如鸡子⑪，或二三指大，是以作泻，粪如糟，毛发硬，面无光，或青黄色，目多外视。当分水谷，须温和药，气和即愈。若药热，又作肿而死。泻而食多，为虫疳，宜下杀虫药。泻而少食，为冷疳，宜用温药。

疳之新者,面黄脸赤,骨蒸盗汗,鼻干口臭,唇焦烦渴,心躁惊悸,情意不乐,此为肥热疳,宜以胡连丸⑫主之。

疳之久者,目肿腹胀,泻利不定,泄粪肥腻,或似油珠,烦渴黄瘦,此为瘦冷疳,宜木香丸主之。

古云积是疳之母,所以有积不治,使成疳症。又有治积不下,存而脏虚,成疳尤重。大抵小儿所患疳症,泻无时,作渴烦躁,肿满喘息,皆疳后虚症。治不可利动脏腑,当和其中脘,顺其三焦,使胃气温而纳食。盖脾元壮而消化,则脏腑自然调和,令气脉与血脉相参,则筋力与骨力俱健,神清气爽,疳消虫化,渐次安愈。若以药攻脏腑,疏却肠胃,下去积毒,宣去虫子,虽云医疗,实非治法。盖小儿脏腑,虚则积滞,虚则疳羸,虚则肿胀,何可再用利下?若更转动,肠胃由虚致虚,乃作无辜之劾⑬,即难救矣。

注释

① 臀:脊椎骨。

② 集圣丸:由芦荟、北五灵脂、夜明砂^焙、缩砂、橘皮、青皮^{去白}、蓬莪术^煨、木香、使君子^{略煨,取肉}、鹰爪黄连^净、虾蟆^{晒干,炙焦}组成。主治小儿疳症。

③ 地骨皮丸:由地骨皮、白芷、升麻、防风^{去叉}、赤芍药、柴胡^{去苗}、生干地黄^焙、大黄^{锉,炒}、黄芩^{去黑心}、枳壳^{去瓤,麸炒}、川芎、知母^焙、玉竹、槟榔^锉、细辛^{去苗叶}、甘菊花、藁本^{去苗土}、牵牛子^炒、马牙消^研、犀角屑、胡黄连、甘草^炙组成。主治骨蒸羸瘦,经久不愈,邪热留连。

④ 清胃甘露饮:由枇杷叶、生地、天门冬、石斛、茵陈、黄芩、桔壳、甘草组成。功用:清热生津。主治:小儿疳渴。形体干瘦,面黄发枯,不时大渴引饮,心神烦热。

⑤ 人中白散:煅人中白、炒黄柏,共为细末。主治小儿牙疳,口舌生疮,口内溃烂,牙龈红肿等。

⑥ 蟇:小虫。

⑦ 化蟇丸:由芫桃仁、槐实、艾叶组成。主治虫蚀肛门,肛门痒痛,上唇有疮。

⑧ 白粉散:由海螵蛸、白芨、轻粉组成。主治诸疳疮。

⑨ 猪肚丸:猪肚、黄连、粱米、栝楼根、茯苓、神曲、知母、麦门冬,上七味为末,纳入猪肚中缝塞,安甑中蒸之极烂,乘热于木臼中捣烂,蜜和为丸。

⑩ 清骨散:清骨退蒸,滋阴潜阳。主治虚劳阴虚火旺,骨蒸劳热,身体羸瘦,脉细数。

⑪ 鸡蛋:衢州方言称鸡子。

⑫胡连丸：由条苓^{沉水者}、白术^{无油者}、莲肉^{去心}、砂仁^{微炒}、炙甘草组成。上为末，用山药作糊为丸。主治小儿盗汗。

⑬劾：原意是审理判决、查处。在此应指审病判药。《说文解字》注解："劾，法有辜也。"即"有辜之劾"是正确的做法，而"无辜之劾"是没有道理的。

59. 小儿丁奚哺露①

夫丁奚哺露者，乃久积成疳之症，原因食肉油腻之物太早或乳食不节，致伤脾胃。脾胃虚，不能消化谷食，是以饮食减少，无以生其气血。血气俱虚，面色淡白，骨节俱露，手足细小，头骨开解，颈项小而身黄瘦，肚腹大而多青筋，潮热往来，腹热脚冷，或渴或泻。但斯疾得之，非一朝一夕，而施治方法，亦须渐渐令其平复，欲求速效则难矣。宜补脾化积之药，切不可去积，致伤脾胃。宜先投消化丸②，次用参苓白术散。如泄泻，益黄散，泻甚加豆蔻、砂仁服之，再以养胃气，生津液，止烦渴，退潮热。凡鸡酒面一切腥甜油腻之物并宜忌之。此症唇若涂朱，不可医矣。

注释

①丁奚：由哺食过度，脾胃受伤，营养不能吸收所致。哺露，小儿因胃弱而呕吐的病症。

②消化丸：青礞石^{消煅}、明矾、橘红、薄荷、皂牙^{火炙，去皮、弦}、南星^{生用}、半夏^{生用}、枳壳、白茯苓、枳实，共为细末，和匀，神曲打糊丸。主治：虚劳，热痰壅盛者。

60. 小儿诸虫症

夫人腹中有九虫，一曰伏虫，长四分，乃群虫之主也。二曰胃虫，长一尺，贯心则能杀人。三曰白虫，长一寸，相生子孙转多，其母转大，长至四五寸亦能杀人。四曰肉虫，形如烂杏，令人烦闷。五曰肺虫，形如蚕，居肺叶之中，蚀人肺系，令人咳嗽咯血，遂成痨瘵①。六曰胃虫，形如虾蟆，令人呕吐喜哕②。七曰弱虫，如爪瓣，又名膈虫，令人多唾。八曰赤虫，形如生肉，令人肠鸣。九曰蛲虫，形色细白，居胴③肠之间，多则为痔，剧则为癞④，因生疮疖，及诸痈疽癣、瘘疡疥，无所不至矣。亦有不尽者，或偏有或偏无，妇人常多其虫。凶恶，人之极患也。常以白筵草洗浴佳。有蛲虫痢一症：胃弱肠虚，则蛲虫乘之，或痒，或从谷道中溢出，治法以雄黄锐散纳谷道中，内服桃仁、槐子、芜荑。雄黄锐散⑤：雄黄、桃仁、苦参、青葙子、黄连为末，艾汁为膏，为丸如小指头大。

凡九虫，皆脏腑不实、脾胃虚，兼食生冷甘肥油腻等物，节宣不时，腐败停滞，是以发动。又神志不舒，精魂失守，及五脏劳热，以病后余毒，气血积郁而生。或食瓜果与畜兽内脏，遗留诸虫子类而生。虫之为候，呕恶吐涎，口出清沫，面色或青或赤，或白或黑，痛有去来，乍作乍止。寸白蛲虫是名三虫，人多有之，俱以万应驱虫丸⑥主之。

注释

①痨瘵：是由痨虫侵袭肺叶而引起的一种具有传染性的慢性虚弱疾患，或称肺痨。

②哕：呕吐。

③胴：大肠。

④癫：癣疥等皮肤病。

⑤雄黄锐散：主治天行䘌，虫食下部生疮。

⑥万应驱虫丸：由槟榔、沉香、木香、雷丸、大黄、黑丑、皂角、苦楝根组成。清下驱虫。主治虫积腹痛实证。症见虫积内阻，腹痛拒按，大便秘结，脉沉实者。

61. 寒热往来

寒热往来无定期也，其有定期者，疟也。巢氏①曰：风邪外客于皮肤，而痰因内积于脏腑，致令血气不和，阴阳更相乘克，阳胜则热，阴胜则寒，阴阳之气为邪所乘，邪与正相干，阴阳交争，故时发时止，而寒热往来也。有外为风邪所乘，搏于阴阳而发寒热，肢体如解，手足酸疼，头痛口渴，宜发散外邪，以大红丸主之。

有食积为病，以致寒热者，用消食丸治之。若大便不通，或时腹痛，胸膈闷闭，此由宿食停滞不化，宜备急丸下之，甚者七珍丹宣之。

有病后元气未复，阴虚生热，阳虚生寒，宜八珍汤②补之，甚者十全大补汤主之。

注释

①巢氏：指巢元方，隋代医家。

②八珍汤：当归、赤芍、川芎、熟地黄、人参、白茯苓、甘草、砂仁等分。和气血，

理脾胃。主治虚损属于气血两虚，脾胃不和者。

62. 小儿伤寒

小儿在襁褓中，或长成而禀性虚怯，苟失其养，百病蜂起，故伤寒多得于秋冬间也。盖秋冬多冷，夜起便遗，或遽出风寒之地，为邪气所侵，旋即喷嚏凌振，五指梢冷，关纹不见，面目俱红，惨而不舒，气粗身热，无汗恶寒，是伤寒也。或面白而不惨，汗出恶风，是伤风也。其候与大方科①若同而异，治法相去不远，以大红丸表汗自愈。

有夹惊伤寒者，其候伤寒，时或受惊触，性情昏沉，身微热，烦躁或渴，睡中多惊，手足动掣，面红，痰咳，咬牙，呵欠，山根准头皆淡青色，两眉下有紫纹见。论其得病之源，或先被惊发热，后感寒邪，或先感寒邪，而后被惊，遂致两事相乘，而有此症，谓之夹惊伤寒，治宜发散为先，利惊次之。

有夹食伤寒者，其候发热，日轻夜重，时复吐逆，嗳气酸臭，面黄红白，数变不一，目胞微浮，乍凉乍热，心烦发渴，腹痛胀满，皆因饮食过伤，又感风寒激搏而热，谓之夹食伤寒。治宜先散外邪，以大红丸加苏叶、山楂、麦芽、淡姜煎汤化下，次投消食丸。

注释
①大方科：即内科。

63. 小儿腹痛

腹痛者，多因邪正交攻，与脏气相击而作也。有热痛、寒痛、积痛、虫痛，有盘肠内钓痛，有癥瘕痃癖①痛，种类多端，详辨于后。医者须认其痛，以药主之，对症投药，斯无误矣。

寒痛者，脾胃虚冷，或受风寒，或吃生冷，而致面色或白或青，手足冷寒，甚则面黯、唇黑、指甲皆青，不思饮食，以热物按之，而痛定是也，宜理中汤②。下利者，益黄散主之。可按者为虚寒，拒按者为实热。

热痛者，啼叫不止，面赤唇焦，或壮热，或四肢烦，手足心热，小便黄赤，或大便闭，按之愈痛者是也。此脾经实热，用泻黄散，大便闭结，用三黄散③下之。

积痛者，腹中隐隐而痛，口中气温，面黄白色，目无睛光，或白睛黄，及贪畏食，大便酸臭者是也。此因宿食积滞而然，治法当先消磨宿食，次补脾胃。磨积用消食丸；大便秘结，腹内饱满疼痛，宜用七珍丹，宣去宿食。再补脾胃，用白术散④。

虫痛者，面色或青或黄，面白唇红者居多，唇红，口吐涎沫及青水，痛甚，腹中有块露，啼哭，俛仰⑤坐卧不安，自按心腹而叫，人形消瘦，身温肢冷，大便或结或泻是也。此因幼食甘肥荤腥之物太早，而得此症。若发在春冬，用使君子，每岁一介⑥，煨去壳，捣为丸，揭鸡蛋，铺卷包丸药，初旬五更吃下，毒死其虫，次早空腹用鸡鸣丸⑦，或七珍丹定之，其虫尽出，再服乌陈散⑧、平胃散，而断根全愈矣。如在夏秋时发，难用宣药，宜服乌陈散，薏苡根汤⑨下安之。大便秘结用盐汤调服，大便泄泻用山楂、薏苡根、苦楝皮、乌梅、灯草同煎调服。待春二月宣药除根。

然世人服毒虫之药，多于临卧时服，又无月分，故多不验。惟于每月初头五更服之，至日午前虫尽下。可用温胃平药一两，日调理，不可多也。凡九虫在人腹中，月上旬头向上，中旬横之，下旬头向下，故中下旬用虫药，不能入虫口，故多不效。⑩

盘肠内钓者，腹痛腰曲，干啼无泪，面青唇黑，额上汗出，肢体俱冷，啼哭不乳，或二便闭结，或下利青粪是也。此系难产，或因产下之时受风冷所致。急煎葱汤淋洗其腹，揉葱熨脐腹间良久，小便一通，其痛立止，再服乳香散⑪或茴香丸、钩藤膏之类。若乳母及儿受风寒，用沉香丸⑫，盖此症由肝经风邪所搏也，肝肾居下，故痛则腰曲。干啼者，风躁其液，故无泪也。额汗者，风木助心火也。口开足冷者，肝气不营也。下利青粪者，肝火乘脾土也。二便不通者，寒邪郁于膀胱也，故小便涌出，痛即止矣。

调中散：治盘肠气最佳。调中川楝桂青皮，莱菔云苓没药槟，枳壳木香甘草入，宽胸理气是为平。

茴香丸内用陈皮，青皮苍术小茴香，木香甘附砂姜集，散寒调气此为宜。

钩藤膏⑬：元胡、钩藤、当归、甘草、乳香、白芍、吴萸、小茴、肉桂、姜引。钩藤膏里延胡索，钩藤归桂吴萸酌，乳香白芍草茴从，姜行调中寒气煞。

注释

①癥瘕：腹中结块，牢固不移，有定处者，为癥；推移转动，忽聚忽散者，为瘕。痃癖，指脐腹偏侧或胁肋部时有筋脉攻撑急痛的病症。

②理中汤：由人参、茯苓、白术、干姜炮、甘草炒组成。主治脾胃不和，中寒上

冲，胸胁逆满，心腹疼痛，痰逆恶心，或时呕吐，心下虚痞，隔塞不通，饮食减少，短气羸困，温中逐水，止汗去湿。

③三黄散：大黄、黄连、黄芩等量。主治：小儿伤寒五六日，壮热心躁，口干烦渴，大小便难。

④白术散：由人参、白茯苓、白术^炒、藿香叶、木香、甘草、葛根^{渴者加}组成。健脾止泻。主治小儿脾胃虚弱，呕吐泄泻，频作不止，口渴烦躁，但欲饮水，乳食不进，身体消瘦。

⑤俛仰：低头抬头。

⑥一介：一个。

⑦鸡鸣丸：由知母、阿胶、款冬花^{蜜炙}、五味子、马兜铃^{蜜炙}、麻黄、旋覆花^{蜜炙}、陈皮、甘草^{蜜炙}、桔梗、葶苈子^炒、苦杏仁^炒、清半夏组成。敛肺目咳，化痰定喘。主治五更咳嗽，肺虚气喘，痰中带血。

⑧乌陈散：乌药陈皮香附均，更加粉草同为末，泻与甘姜调呕停。

⑨薏苡根汤：由薏苡仁、当归、芍药、麻黄、官桂、甘草、苍术^{米泔浸一宿、去皮、挫炒}组成。主治中风手足流注疼痛，麻痹不仁，难以屈伸。

⑩此叶氏诊病之过人之处也，虫在人腹中随着月亮的圆缺运行而有不同动向，驱虫之药当根据此动向给之而能有效，如胡乱服之常致不效，医者对症下药能达如此精细程度，何愁顽疾不克乎。

⑪乳香散：由乳香、木香、当归^{锉，微炒}、芎䓖、吴茱萸^{汤浸七遍，焙干，微炒}、肉桂、没药、硇砂^{细研}组成。主治治妇人久冷，血气凝滞，心腹疼痛。

⑫沉香丸：由沉香、阿魏、木香、桃仁^{汤浸，去皮尖双仁}、^{麸炒微黄}、槟榔、吴茱萸^{汤浸7遍，焙干，微炒}、茴香子、青橘皮^{汤浸，去白瓤，焙}、硼砂^{不夹石者，细研，以汤1盏化，澄去滓取清，纳银器中煎成霜，研入}、蛐螂^{生用}组成。主治：奔豚气，小腹积聚疼痛，或时上攻，心胸壅闷。

⑬钩藤膏：主治小儿盘肠内钩，腹中极痛，干啼后偃。小儿服寒胃冷，肚腹疼痛，夜间啼哭，呕吐乳食，大便泻青，状若惊搐，时有冷汗。

64. 小儿癥瘕

癥瘕者，血气结为块也。癥病多属于血，瘕病者气为之也。

癥瘕痛者，乃积久所致，由荣卫俱虚，外则感受风寒，内则过伤乳食，停滞既久，不能克化。故邪僻于阴为癥，阴凝而有块癥不移，多属血病。邪僻于阳为瘕,假物象形,忽聚而忽散,动而不息,多属气病。若久不治,亦成脾疳积,或两胁间有块如石,按之则痛,不按则轻,面黄肌瘦,肚硬面胀,及有青筋,日凉夜热,蒸潮无时,乳食减少,爱吃泥土,或大便酸臭,痛则身冷如冰。法当调脾养胃,磨积理疳,用化癖丸[1]、酿泻沉香丸。然此积滞之症,非少剂可疗,必须调理日久,脾胃壮健,自然平复。

痃癖痛者,始则腹内一小长块,其硬如臂,从腰缠转,或左或右,良久痛甚,则见于脾下,不能乳食。此症先因有痰,解表未尽,遽尔下之太过,气虚寒搏,郁结而成,法当益气。理虚用参苓白术散、沉香槟榔丸[2]、木香莪术丸治之(痃如弓弦,筋扛起也;癖者,隐僻,沉附着骨也)。

钱仲阳云:癖块者,僻于两肋也;痞结者,痞于中脘中。此因乳哺失调,饮食停滞,邪气相搏而成,或乳母六欲七情所致,故治者多因克伐,殆非宜也。痞癖既成,饮食减少,久而不愈,元气脾胃必虚,治必先固胃气,脾气壮实,痞癖自消,若峻用克伐,以直攻其结,不惟不能善消,抑且亏损其脾胃,必变症百出矣。治宜朝服补中益气汤[3],夕服千金消癖丸,间与混元丹[4]兼服,自然获效(消癖丸:消癖参苓术木香,朴夏棱莪麦桂姜,青陈枳壳砂仁麯、连鳖古用是神丹)。

注释

①化癖丸:由生姜^{切片子,晒干为末}、丹砂^研、巴豆霜、硇砂^研、白滑石^{捣研}组成。主治小儿乳癖,肌瘦寒热,胁下鞭痛。

②沉香槟榔丸:由沉香、槟榔、檀香、木香、丁皮、三棱^{炮,锉}、莪术^{炮,锉}、神曲^炒、谷芽^{洗,焙}、厚朴^{洗,焙}、苍术^{洗,焙}、使君子肉^{锉,以瓦焙干}、青皮^{去白}、陈皮^{去白}、缩砂仁、益智仁、净香附、枳壳、良姜、粉草^炙组成。主治过食生冷,停寒在里,面黄肌瘦,乳癖,腹胀作痛,诸疳虫积。

③补中益气汤:由黄芪、甘草^炙、人参^{去芦}、当归身^{酒焙干或晒干}、橘皮^{不去白}、升麻、柴胡、白术组成。功效:补中益气,升阳举陷。主治脾胃气虚,少气懒言,四肢无力,困倦少食,饮食乏味,不耐劳累,动则气短;或气虚发热,气高而喘,身热而烦,渴喜热饮,其脉洪大,按之无力,皮肤不任风寒,而生寒热头痛;或气虚下陷,久泻脱肛。

④混元丹:由紫河车、白梅花、香附^{醋制}、桔梗、滑石、人参^{去芦}、生黄芪、生山药、

茯苓^(去皮)、神曲^(麸炒)、远志肉^(甘草水制)组成。滋补健胃强脾。主治小儿身体衰弱，心悸气短，食欲不振，消化无力，腹胀泄泻。

65. 小儿呕吐

呕吐之症，胃气受伤也。古云脾虚则泄泻，胃虚则呕吐。呕者有声有物，吐者有物无声。盖呕吐之物多端，有寒吐热吐，有伤乳食吐，有伤风嗽吐，其吐虽同，症各有异。当验其手指，指热则胃热，指冷则胃寒。热用泻黄散（膏栀防藿），寒用理中汤（参姜术草），不热不寒异功散①调之。予立一止吐方，名定吐丸②，不论寒热风痰、食积，服之俱效（半夏、木香、广皮、藿香、白术、山楂、枳实、甘草、砂仁、糊为丸）。

寒吐者，乳食不消，朝食暮吐，面青唇白，眼慢气缓，手足尖冷，额汗，脉息沉微。此因风寒入胃，或食生冷，或伤宿食，胃不纳而吐出也。宜温胃去风，消除宿食，胃暖吐即止矣。宜用生姜紫苏汤磨红丸吃，散去外邪，再用山楂姜汤磨定吐丸。如前药不效，以参香饮治之：参（焙干）、沉香（剉末）、松子香（研）、藿香梗（焙）、南木香（剉屑）共研末，木瓜煎汤下。

热吐者，面赤唇红，食入即吐，口渴饮乳，小便黄，遍体热甚，此因热毒伤胃，或食热，或受暑气，精神不慢而多烦躁者是也。宜解热毒，先用灯草枇杷叶煎汤磨红丸服，次服定吐丸即愈，若误服热药，可投绿豆饮③解之。

积吐者，眼胞浮肿，面目微黄，足冷肚热，日轻夜重，脉沉迟者，宿冷滞脾，必吐黄酸水，或有清痰。倘脉实而滑，乃食积所伤，吐酸臭气，或宿食并出。儿小者呕乳不化，先以姜楂藿香汤④服，次以消食丸主之，最小者以乌陈散主之（乌药陈皮香附均，更加粉草同为末，泻与甘姜调呕停）。

伤风嗽吐者，有热生风，风生痰，痰结胸中，肺气不顺，连嗽不止，和痰吐出乳，夹痰如鸡子白⑤胶者。此为风痰嗽吐，乃痰壅而作，切不可止。若止则风无所出，而痰愈盛，壅闭于胃管，必变为搐矣。盖胃主四肢，胃被痰壅，则四肢搐搦。心脏主神，一被外邪所干，则神乱而不定，故成惊也。是以止吐，即发惊搐，手足颤动，口眼翻张，头项强举，皆风痰内扰故也。如此虽有灵丹妙剂，无可奈何。故善治者，祇祛风化痰。先投大红丸、化风丹，次服化痰丸⑥，风痰清，呕吐自止矣。

伤乳食吐者，才乳食即吐，此因乳食无度，脾气弱，不能运化，如器小盛满则溢也。治宜节饮食，以乌陈散，山楂姜汤下。凡吐乳直出不停留者，谓之呃乳，但以麦芽、桔红、丁香等煎服即止。吐乳而早晚发热者，则是惊吐也，宜三香丹⑦主之。凡生三日内即遇吐乳，可用丁香三粒、陈皮三分、生姜三片煎服自止。或用煨姜煎汤服之，简而更妙。盖三四日内总皆寒吐也，然必观症用药，庶乎不差。

凡小儿呕吐之症，多因乳伤而得，治之当暂断其乳，轻者一日，重者三日，宜频与稀粥食之，药必速效，十全八九。或有不信是言者，以小儿藉乳为命，不肯暂断。然乳固不可断，殊不知因乳所伤以得病者，若再以所伤之物益之，如抱薪救火，用药必无功效。或有不断乳而得愈者，其患轻也。亦有因轻至重夭折者矣。⑧

注释

①异功散：健脾理气。主治脾胃虚弱，中焦气滞，饮食减少，大便溏薄，胸脘痞闷不舒，或呕吐泄泻。现用于小儿消化不良属脾虚气滞者。

②定吐丸：叶氏此方当称万应止吐方。

③绿豆饮：绿豆粉、黄连、葛根、甘草共为细末。

④姜楂藿香汤：由焦山楂、生姜、藿香组成。主治急性胃肠炎寒湿、食滞证。

⑤鸡子白：鸡蛋白。

⑥化痰丸：由半夏^{泡七次}、南星^{水泡，各姜汁拌}、黄芩、寒水石^煅、黄连^{去毛}、猪牙皂角、薄荷、甘草^炙组成。主治热在上焦，火盛成痰，或作痛。

⑦三香丹：由藿香、丁香、半夏^{洗7次，焙}、腻粉、龙脑、麝香组成。主治挟惊呕吐。

⑧此经验之谈，非危言耸听。

66. 小儿泄泻

论泄泻之源，有冷热虚实，有食积，有惊风，有脏寒，种种不同，各条论于后。凡吐泻不止，作渴不收，及乱捻惊搐不定，口舌生疮，手足俱冷，或身热不食者，脾气已绝，俱不可治，此症名为霍乱转筋，最为凶候，夏秋多有之，投药稍温，多致不救。

冷泻者，乃脾胃虚寒，水谷不化而泻，泻出多是白水，肢体冷，口不渴，面青唇白者是也，宜用益黄散、理中汤。脾气虚寒者，人参理中汤、参苓白术散。冷泻者又曰中寒泻。益黄散：青陈诃子丁香草。理中汤：参姜术草。参苓白术散：参苓，白术，扁豆，陈山药，甘，连，砂，薏仁，桔梗。

热泻又曰火泻者，大便黄而赤，或有沫，小便赤少，口渴烦躁。此脏中有积，或乳母好酒，或吃热物，或伤乳气，医者不辨寒热，概用豆蔻诃子等药服之，愈加厉害。但此症宜用四苓散加木通车前灯心汤服，甚者益元散（四苓散治小便涩，泽泻猪苓茯苓同，热泻口渴服有效，使用车前与木通）。此症亦有热甚而四肢反厥冷者，此症阳厥，若妄投热者，则是庸医杀人矣！医者人之司命，辨症切脉，不可不慎。其脉虽伏，然重按之却略有力，此名阴中伏阳。

伤食泻者，乃脾胃虚弱，复伤生冷果食，所以不能克化，阴阳不分而泻。或乳母食生冷肥腻之物，通于乳汁，亦能作泻，面黄唇白，便之泻稀而少，或如坏鸡子腥臭异常者是也。此泻便不宜止，先用消食丸去其食积，后用参苓白术散补之。

水泻者谓之洞泄。是洞泻也，乃阴阳不顺，水谷不分，泻黄水而少，小便翻次密而无度。是夏秋之际，日则解衣取冻，夜则失被受冷，冷热相激，清浊浑乱。或乳母自热中来，乳有热气，遽以哺儿，令脾胃不和，水谷交集而下。先以木通汤磨红丸，次以四苓散加米仁、车前、扁豆、木瓜、木通灯心汤调服，分正阴阳。

积泻者亦脾气虚弱，乳食不能运化，胃中积滞日久，再为冷食所伤，传之大肠，遂成泄泻，留连不止，诸药无效。盖以积在脾胃，积既未除，何由得愈？宜先去积，后止泻，泻止实脾，脾一实，则病除矣。消食丸、木香槟榔丸，续用参苓白术散。

惊泻者，粪青如苔稠胶黏不可便，但镇心抑肝、和脾胃、消乳食，斯为治法，四苓散主之。此即肝风泻，肝木乘脾，宜以六君子汤加防风、柴胡、白芍。

风泻者，因惊慢大病之后有之，其粪稀黄褐色，或夹食乳同下，此因脾虚所致。或有夹黑褐色者属肾，盖脾为肾所乘故也。若久不进饮食，再有惊搐，宜疏肾水，去脾风，次补脾，则自愈，庶无复作之患。疏肾水，五苓散[①]加法夏、米仁煎汤下（此症宜服七味白术散）。

脏寒泻者，粪如青竹色，不稠不稀，或下清水，未泻时腹痛而啼叫，哭止方泻。此症多是生来三五个月内有之，周岁则无矣。因断脐带太短，风冷自外而逼内，因成此症是也。先用温中解表，以小红丸[②]、姜、葱、吴萸煎汤磨服，次以匀气散[③]或胃苓散服之。

疳泻者，其候面白萎黄，肚胀脚弱，头大项小，发稀且穗，肌肉消瘦，不思饮食，日凉夜热，腹内有癖气块，泻则颜色不等，其臭异常。泻则有时，或一月半月，旬日一番，自泻自止，名为疳泻，宜以疳丸主之。

凡泄泻肠鸣，腹不痛者，是湿，宜燥渗之。饮食入胃不住，或完谷不化者，是气虚，宜温补之。腹痛肠鸣，痛一阵泻一阵，是火，宜清利之。时泻时止，或多或少，是痰积，宜豁之。腹痛甚而泻，泻后痛减者，是食积，宜消之，体实者下之。如脾泄已久，大肠不禁者，宜涩之。元气下陷者，宜升提之。

注释

①五苓散：由猪苓^{去皮}、泽泻、白术、茯苓、桂枝^{去皮}组成。温阳化气，利湿行水。用于膀胱化气不利，水湿内聚引起的小便不利，水肿腹胀，呕逆泄泻，渴不思饮。

②小红丸：由天南星^生、半夏^生、白矾^生、全蝎、巴豆^{去油}、代赭石、白附子^生、杏仁^炒、朱砂组成。壮筋骨，活经络，生气血。

③匀气散：由丁香、檀香、木香、白豆蔻仁、藿香叶、甘草、缩砂仁组成。理气健脾，和胃进食。主治脾胃气滞，胸膈虚痞，宿食不消，心腹刺痛，胀满噎塞，呕吐恶心。

67. 小儿痢疾

痢疾不分赤白，俱作湿热治之明矣。赤属血，白属气，赤白相兼，脓血痢，皆因脾胃失调，饮食停滞，积于肠胃之间，故作痢疾。初起肚腹疼痛，大便里急后重，黄赤短涩。如身凉脉缓易治，身热脉弦急者难痊。初起一二日，元气壮实，治宜通利，疏涤脏腑之积热。三四日以后，元气衰弱，宜调节饮食，切不可骤用粟壳、诃子、肉蔻等剂，闭塞太早，恐内积滞未尽，变成休息痢，则难愈矣。且积滞未尽，即用补剂闭塞，则肚腹饱闷，疼痛恶心，呕哕发呃，此皆因毒气攻胃故也。是故善治者，必当顺其肠道，候其秽积去尽而成水泄者，方下利水止泄之剂，则获全功矣。

但先水泻，而后变为浓血痢者，乃是脾传肾，则难愈。若先去浓血，而后水泻者，是肾传脾，则易痊。又有下痢纯瘀血者，或如尘腐色者，如屋漏水者，如鱼脑者，大孔如竹筒者，皆是死症。又噤口，呕哕，发呃，烦渴身热，脉数，不能饮食，唇若涂朱者，发热不休者，如猪肝者，本不可治。不烦渴，身热，脉不数者，以黄连大黄下之，宜以参连开噤救之。或可得生者，大抵起初元气未虚，治宜疏通。三四日元气已衰，不宜疏通，当以清凉解毒、调养脾胃为主。经云行血则便浓自愈，调气则后重自除。

若大肠积滞，壅实而后重，不当疏以利之；若大便元气下陷而后重者，又当升提以补之。

又有小儿三五月，或周岁者，大便赤红，或泻青粪，或下白积，此非痢疾，乃是肝经风热，切不可作痢疾调治。但此症要怕惊，与痢疾不同，须服泻青丸而愈。痢疾有夹热而痢者，则下纯鲜血，此宜先服清凉饮①，后服解毒散②。

有夹冷而痢者，则下纯白冻，或粪上有粉白色，或青绿色，或似猪瘀血，皆五阴症，盖血得寒则凝涩也。宜先服理中汤，次服固真丸③。倘不辨其虚实寒热，妄行施治，必致脾胃愈虚，不能乳食，成噤口痢，则难疗矣。

又有里急后重者，里急为阳，后重为阴。未圊④前腹痛，为里急；已圊后腹痛，为后重。故里急者大肠涩也，先以大顺饮⑤，加宽气饮和解，次服宽肠丸⑥；后重者，为气虚，先用清皮饮⑦煎姜服，并投香连丸⑧。

然泻痢二症自各有异，粪夹水来多而顺者，曰泻。经云：泻属脾病。带血冻白冻而痛者曰痢，痢属肾病，审轻重阴阳，斯为治法。

有等噤口痢不食者，乃胃口热甚故也。用黄连、人参煎汤，终日呷之，如吐则再强饮，但得一呷下咽便好。又用田螺捣烂，畣⑨脐中，以行上其热。胃中热结，当开以降之，人此不知，多用辛温药及甜味，以火助火，以滞益滞，岂非药杀之乎？又方用韭菜根捣汁，同米醋合冲吃，则能食。盖醋能开胃，韭汁能降胃火故也。此方用之极验。

注释

①清凉饮：由大熟地、黄芩、栀子、滑石、广陈皮、黄柏、木通、茯苓、甘草组成。主治伤寒二三日，汗出，外感已除，内有积热者。

②解毒散：由金银花、甘草、木通、防风、荆芥、连翘、牵牛子组成。主治痘母，痘未出而先发肿块者。

③固真丸：由川乌头^{锉，盐炒黄色，去盐不用}、熟干地黄^{洗，焙}、秦艽、肉桂^{去粗皮}、茴香^{酒浸，炒}、威灵仙^{去土}、仙灵脾、山药、五味子^炒、萆薢、附子^{炮，去皮脐}、白茯苓^{去皮}、当归^{浸，焙}、牛膝^{酒浸一宿}、石菖蒲组成。补益五脏，接助真阳，滋润肌肤，悦颜色。主治诸虚不足。

④圊：厕所。

⑤大顺饮：由细面、生姜、赤茯苓^{去皮}、粉甘草组成。

⑥宽肠丸：枳壳^{炒微黄，用清油浸透1宿，焙干}、麻仁^{去壳}、木通^{去皮、节}、大黄^{半生半炮}、槟榔、大腹皮^{洗净，焙干}。主治痢后里急，大腑闭涩不通等症状。

⑦清皮饮：人参、半夏、白术、青皮、乌梅、草果、生姜、大枣。主治肥甘过度，生冷受伤，食积不消所致之食疟，其症寒热相并，或热多寒少，或寒已复热，热已复寒，饥不能食，心胸饱闷，肚膨腹胀，呕吐涎沫。

⑧香连丸：木香、黄连^{去须微炒}、诃黎勒^{煨，用皮}、肉豆蔻^{去壳}、丁香。主治小儿乳食不节，肠胃虚弱，冷热失调，下赤白痢，腹内疗痛，日夜频作，不欲饮食。

⑨畣：封闭。

68. 小儿疟疾

经云，夏伤于暑，秋必发疟。其症先起皮毛，伸欠，乃作寒战鼓颔，腰脊俱病，寒去则内皆热，头痛如破，渴欲饮水。盖邪气并于阳则阳胜，并于阴则阴胜。阴胜则寒，阳胜则热，阴阳上下交争，虚实更作，故寒热向发也。有一日一发，有二日一发，有间一日连发二日者，有日与夜各发，有上半日一发，下半日一发，及发于夜者，有汗有无汗，此其略也。

以详言之，当分六经五脏，及风寒痰食劳暑鬼瘴各不同。

痰疟者，胸膈先有停痰，因而成疟，令人心下胀满，气逆烦呕是也。食疟者，是饮食伤脾，其人嗳气吞酸，胸膈不和是也。劳疟者，久而不瘥，表里俱虚，客邪未散，真气不复，故疾虽间，遇劳即发是也。暑疟者，其人面垢口渴，虽热已过，亦常有汗是也。鬼疟者，进退无时是也。瘴疟者，感山岚瘴气，其状寒热发作有时是也。久而不愈，名曰疾疟。疾疟者名老疟也，老疟不愈，结癖于两肋之间，名曰疟母，此失于解表，或复外感风寒，内伤饮食，故缠绵不愈也。治法：风暑之邪自外而入，宜解表；解表之后，即宜扶持胃气。故丹溪曰：无汗要其有汗，散邪为主。有汗要其无汗，固正气为主，骤发之疟宜解表，久发之疟宜补脾，寒疟宜温，温疟宜和，夹痰则行痰，兼食则消食，劳疟宜安，暑疟宜解，鬼疟宜祛，瘴疟宜补，疟母宜鳖甲饮①。

凡脾胃虚而患疟者，不拘有汗无汗、三阴六经，总以六君子汤为主。热多加山栀、黄芩、柴胡；寒多加干姜、肉桂；有汗加黄芪、浮麦；无汗加苍术、甘、葛；气下陷及肝木乘脾虚，并加升麻、柴胡为主。若用青皮、草果、常山一概攻伐，为治疟之道，则正气益虚，邪气愈盛，由此延绵不已，而成劳热者有矣。

亦有乳母七情六欲，饮食不调，或寒热似疟，肝火炽盛，致而为患者，又当治其母，斯无误矣。大抵虽失疟，亦当发散为先，而后再补，如不散而即补，何异闭门逐寇乎。故虽久亦当发散，方可除根而痊，不然，虽愈亦必再发（风疟者先伤于风，后伤于寒，热多寒少，身有热者是也；寒疟者先伤于寒，后伤于风，寒多热少，身无汗者是也）。

注释
①鳖甲饮：当归、秦艽、柴胡、鳖甲^{羊酥炙}、地骨皮、枳实、知母、乌药。主治疟久不愈，腹中结块，名曰疟母。

69. 小儿肿胀

经曰：诸湿肿胀满，皆属于脾。夫小儿脾胃怯弱，或吃生冷酸物，损伤脾胃，或病后脾胃虚弱，土不能制水，水遂妄行洋溢乎。四肢面目手足皆浮而肿，名为水肿。或腹大如鼓，而面目四肢不肿者，名胀满，亦脾土虚弱使然，盖肿轻而胀重也。治法：水肿者宜利水，胀满者宜行气。

愚谓利水行气，言虽当理，不若健脾为善。脾旺则土胜水，而肿胀自消。如为气从利减，必与通利。殊不知通利之剂，必损真气，真气已伤，脾胃必虚，而去死不远矣。且此疾之起，非一时而得，乃根深蒂固，欲令通利以取速效，自求祸耳。或初起未久，元气壮实，若大便秘结，可用宽肠散微利之，随即健脾助胃，而病自除矣。

前二症若虚弱加喘急，难治。盖脾土虚不能制水，则水胜。水得胜，则将乘胜而克心火，心火受克，则势炽而攻肺金，此肺之所以发喘也。肺因母病而无助，则肺虚无疑矣。脾乃肺之母，是为母子俱病，治法亦宜补脾，脾土旺，则能生金，又能利水，肿胀消而喘急除，母子俱愈矣。

70. 小儿黄疸

黄疸者，身疼背强，大小便涩，皮肤面目齿爪皆黄，小便色如屋尘水，着物皆黄，利者易治，涩者难治，渴者难医。此乃脾胃气虚，感受湿热，郁于腠理，淫于皮肤，蕴积成黄，熏发于外，故有此症，大人亦同。宜五苓散加茵陈、栀子煎汤调服。或身热，用小柴胡汤加栀子。

若面黄、腹大、好泥土，非疸病，乃脾疳也。又初生不因病而身黄者，名胎黄也。有因病后发黄，肢体浮肿者，白术散。若闭目壮热，多哭不已，大小便赤涩，口中气热，而身黄者，乃妊娠厚味胎毒之候也，母子并宜服茵陈汤①，仍忌酒面五辛热物。设不自幸，误伤脾土，为害不小矣。

洁古②云：疸有阴阳二症。阳黄则大小便赤涩，身热而赤，饮水，是脾土与心火相搏，为阳疸。治当先利小便，后下大便，宜茵陈汤。阴黄则便清自调，面目及身皆黄，四肢厥冷，脾虚不能制肾水。当用当归丸③、益黄散。

寒疸宜用桂心温药加利水之剂，芎归参术非所宜也。有因癖攻之而成疳泻，亦主皮肤黄，肚大青筋，肌肉消瘦，外无光泽之色，身必发黄。此又本于疳病所致而成是症。治法若如前感湿热而得者。身黄如烟熏之色，以茵陈汤调五苓散。若得之于疳癖者，其形如黄土之类，当以醒脾养胃，磨积理疳，胃气已和，饮食倍进，运化精微，荣养反骸，灌溉脏腑，则五色各见于本部，精华仍因于面貌，黄自消除矣。

黄疸，若渴不止，面黑气冷，寸口无脉者，皆不可治也。

此乃脾胃亏，血虚气衰弱之故，或得于大病之后，或伤于吐泻之余。凡病黄而绝无阳症阳脉，盖渴不止者津液枯涸也，面黑气冷者脾胃亏败无阳气也，此症与湿热发黄者反为冰炭，必当审而药之。

注释

①茵陈汤：茵陈、黄芩、栀子、升麻、大黄、龙胆草、枳实炙、柴胡。主治发黄，身面眼悉黄如金色，小便浓如煮黄柏汁者；谷疸，食则头眩，心忪，怫郁不安，久久发黄。

②洁古：张洁古，金代医学家，名元素，易州（今河北易县）人。

③当归丸：当归锉，微炒、人参去芦头、白芍、芎䓖、甘草炙微赤，锉、白术。主治小儿冷热不调，大便青黄，心腹多痛，或腹中气满，或时呕逆，不欲乳食。

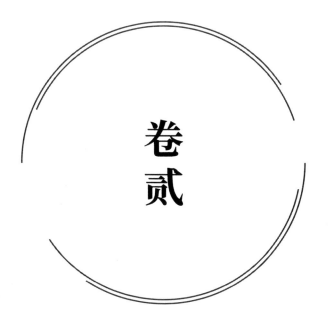

71. 小儿咳嗽

夫咳嗽之症，因有数类，宜分寒热虚实，随症疏解。初起时未有不因感冒而伤于肺者也。《内经》云：肺之令咳嗽何也？盖皮毛者，肺之合也，皮毛先受邪气，邪气传从其合。《难经》①云：形寒饮冷则伤于肺。使气冲而不下，逆而不收，冲壅阳逆于上而堵塞咽膈，淫淫如痒，习习如梗，故令嗽也。乍暖脱衣，暴热遇寒，故风邪气得以侵于皮肤，肺受之而为咳嗽。若初时面赤唇红，气粗发热，咳来痰鸣，此时风所伤，痰壅作嗽，宜用大红丸②，次用化风丹、化痰丸之类，皆可治之。

有脾虚唇白者，亦能生痰作嗽，当投补脾与化痰之剂，或醒脾散、参苓白术散令脾气实，然后间以清肺饮疏解之，此虚则补其母之法也，屡试有效。（吉州醒脾苓术施，天麻参蝎灸甘知，木香白附兼蚕入，脾虚胃弱止堪支。参苓白术扁豆陈，山药甘连砂薏仁，桔梗上浮兼保肺，枣汤调服益脾神。清肺饮内用桑皮，召苏甘梗赤苓齐，天冬苓入归风剂，柴胡需此肺疳医。）

有脾虚而肺亦虚，若用化痰之剂，是益其虚矣，故当补脾以生肺。有小儿汗出未干，遽尔戏水，亦致伤风咳嗽，外症眼胞微肿，额汗痰鸣，宜化风丹、大红丸与之，疏风化痰、解利下热。

有咳嗽之极，时顿呕吐，乳食与痰俱出尽方少定③者，此名风痰壅盛，肝木克脾土，宜以大红丸，效。（此名伤风嗽吐，不宜止之，治宜驱风化痰。）

有嗽而吐脓血腥臭者，肺经热也，食后桔梗汤④治之，兼清肺饮治之。（桔梗汤内用防己，桑皮贝母并苡薏，甘桔栝楼子杏芪，当归百合姜煎剂。桔梗汤中甘草节，薏仁贝母银花及，橘红葶苈水煎冲，肺痈得此能休息。）

有嗽而吐鲜血者，乃火气上干于肺，以清肺饮治之，加凉血降火之剂。

有嗽日久，津液枯耗，肺经虚矣。肺为诸脏华盖，卧复而坐合，所以卧则气促，坐则稍宽，乃因攻肺下痰太过，名为虚嗽。连声不断，喉中痰鸣，气息欲绝，嗽罢则吐白沫，或干呕，此肺虚而气不顺也。面白唇赤白而惨，嗽过额多汗，硬气长出，乳食减少，致脾虚而胃亦虚，故尔有吐。当投醒脾散、参苓白术散之类，加杏仁五味子煎服，盖此药补脾而益肺，藉土以生金，则自愈矣。

嗽而两肋痛者，属肝经，小柴胡汤。嗽而呕苦水者，属胆经，用半夏黄芩姜汤。嗽而喉中梗者，属心经，用甘桔汤⑤。嗽而失气者，属小肠，用芍药甘草汤⑥。嗽而右肋痛，属脾经，用升麻汤⑦。呕而嗽长虫者，属胃经，用乌梅丸⑧。嗽而喘息吐血者，属肺经，用麻黄汤⑨。嗽而遗尿者，属膀胱，茯苓甘草汤⑩。嗽而遗粪者，属大肠，用赤石脂汤⑪。嗽而腰脊痛者，则咳涎者，属肾经，用麻黄附子归辛汤⑫。嗽而腹满不欲食，面肿气逆者，属三焦，异功散。嗽而吐痰涎乳食者，白饼子⑬下之。嗽而吐脓血，乃肺热而成肺痈也，食后桔梗汤⑭治之。

此段辨症分方，言虽当理，其实太烦琐矣，学者得其意，而善用之可也。

治嗽大法：

观其新嗽肺盛者，清肺饮加减，效。或以泻白散⑮泻之，甚则下之。

其久嗽肺虚者，阿胶散补之。八九月间肺气太旺，嗽者必实，宜葶苈丸⑯下之：甜葶苈^炒、黑牵牛^{炒研}、光杏仁^炒、汉防己。十二月乃伤风也，用麻黄汤汗之，热症面赤饮冷、咽喉不利者下之。

凡嗽，面白，脉短涩者，肺之本部症也，易治。色赤而脉洪数者，火克金也，难治。

凡百日内嗽者，亦曰反啐嗽，名乳嗽，实难调理，亦恶喉也，当审虚实而施治焉。实者散之，虚者补之。其症气粗痰盛，口疮眼热，此系实症，宜化风丹⑰治之，以散其实也。其症呕吐，嗽后惊悸、困倦、自汗者，此系虚症，宜补肺金，补其虚也。

注释

①《难经》：又名《黄帝八十一难经》。

②大红丸：何首乌^{焙干}、川乌^{火煨坼}、天南星^焙、芍药、土当归^焙、骨碎补^{姜制，焙}、牛膝^{酒浸，焙}、细辛^{去苗、叶，焙}、赤小豆^焙、自然铜^{煅存性}、青桑炭^{煅，醋淬，少此一味亦可}。其上俱要制、焙后方称。

③少定：即短时间的安顿。

④桔梗汤：桔梗^{细，微炒}、半夏^{汤洗七次，姜汁制}、陈皮^{去瓤}、枳实^{麸炒赤黄}。除痰下气。主治胸胁胀满，寒热呕哕，心下坚痞，短气烦闷，痰逆恶心，饮食不下。

⑤甘桔汤：甘草、桔梗、麦门冬。清热化痰，养阴排脓。治胃痛，痰气上壅。

⑥芍药甘草汤：芍药、甘草。调和肝脾，缓急止痛。主治伤寒伤阴，筋脉失濡，腿脚挛急，心烦，微恶寒，肝脾不和，脘腹疼痛。

⑦升麻汤：升麻、白薇、麻黄、葳蕤、柴胡、甘草、黄芩、朴硝、大黄、钩藤。主治小儿伤寒，变热毒病，身热，面赤，口燥，心腹坚急，大小便不利，或口疮者；或因壮热，便四肢挛掣惊，仍成痫疾，时发时醒，醒后身热如火者。

⑧乌梅丸：乌梅、细辛、干姜、黄连、当归、附子^{去皮，炮}、蜀椒^{出汗}、桂枝^{去皮}、人参、黄柏。温脏安蛔。主治蛔厥，症见脘腹阵痛，烦闷呕吐，时发时止，得食则吐，甚至吐蛔，手足厥冷，或久痢不止，反胃呕吐，脉沉细或弦紧。

⑨麻黄汤：麻黄、生姜、黄芩、甘草、石膏、芍药、杏仁、桂心。主治少小伤寒，发热咳嗽，头面热者。

⑩茯苓甘草汤：茯苓、桂枝、甘草、生姜。温中化饮，通阳利水。主治心下停饮，心悸，汗出不渴，小便不利；咳而遗溺；奔豚；伤寒汗出不渴者；伤寒厥而心下悸者；伤寒发汗后，腹下气满，小便不利；膀胱府发咳，咳而遗溺。

⑪赤石脂汤：附子、黄芪、当归、桔梗、石榴皮、川楝子、肉桂、黄连、炮姜、诃子、赤石脂、肉豆蔻。温阳益气，涩肠止泻。主治肝肾阳气虚弱，运化失职。

⑫麻黄附子归辛汤：麻黄、细辛、附子。助阳解表，主治素体阳虚，外感风寒，无汗恶寒，发热，蜷卧，苔白，脉沉。

⑬白饼子：滑石末、轻粉、半夏末、南星末、巴豆^{去皮膜，用水1升，煮干研细}。主治小儿痰食积滞内阻，致发惊搐、癫痫，或腹有癖积及夹食伤寒，身体温，多唾多睡，或吐不思食，大便乳食不消，或白色；小儿腹中有癖，但饮乳者，及漱而吐痰涎乳食；小儿夹食伤寒，发热呕吐，嗳气，肚疼者。

⑭桔梗汤：桔梗汤中甘草节，薏仁贝母银花及。橘红葶苈水煎服，肺痈得此能休息。

⑮泻白散：泻白桑皮地骨皮，甘草粳米四般齐，参茯知芩皆可入，肺炎咳嗽此方宜。

⑯葶苈丸：宣肺平喘利水。主治乳食冲肺，咳嗽痰喘，面赤。

⑰化风丹：天麻、僵蚕、全蝎、天南星^制、荆芥、雄黄、麝香、朱砂、硼砂、巴豆霜、冰片等。

72. 小儿喘急

喘急之症，有因暴惊触心者，有因寒邪壅盛者，有风邪客外者，有因食碱酸痰滞者，有因食膏粱积热熏蒸清道者。然喘与气急，有轻重之别，喘则欲言不能，隘于胸臆，气急但息短，心神迷闷耳，此为虚喘症。治法：因惊者，以化风丹、化痰丸；寒邪伤肺气者，小青龙汤①；风邪伤肺者，大红丸加对症药；食碱、酸伤肺气，喂以生豆腐；热伤肺气者，当凉肺定喘；哮喘喉声如锯者，用五圣散②、如意膏③治之。前症多因脾肺气虚，腠理不密，外邪所乘，真气虚而邪气实故也。若初起散邪为主，日久则补脾为主。若一概攻邪，则损真气，直补其虚，则益其邪。

凡喘急之症，若小便不利，则必生肿胀。肿胀之症，如不早治，则必生喘。喘胀二症，须分标本先后而治之。先喘而后胀者，主于肺；先胀而后喘者，主于脾。盖肺经司降，外主皮毛，肺朝百脉，通调水道，下输膀胱。肺既受邪，则失降下之令，故小便渐短，以致水道不行，溢于脾胃而生肿胀。此喘为本而胀为标，治当清金降火为主，而行水次之。脾土恶湿而主肌肉，土能克水，若脾土受伤，不能制水，则水湿妄行，浸溃肌肉。水既上溢，则邪反侵肺气，不能降而生喘矣。此则胀为本，而喘为标。治当实脾行水为主，而清金次之。苟肺症而用燥脾之药，则金燥而喘愈甚；脾病而用清金之剂，则脾塞而胀益增。观症用药，而疗不难矣。

《医贯》④曰：治肿满，先以脾土为主，宜用六君子汤。或以水胀满而用纯补之药，不亦愈加胀满乎？曰：肺气既虚，不可复行其气。肾气既衰，不可复利其水。纯补之剂，初觉不快，过时药力得行，渐有条理矣。

脾肾虚寒，不能摄水，致令蛊⑤胀，用肾气丸⑥治之。

小儿暴喘胀满，俗为马脾风症。其候肺胀，胸膈两肋扇动，陷下作坑，两鼻窍张，闷乱喘嗽，声嗄⑦而不鸣，痰涎潮塞，大小便涩者是也，急宜下之。用夺命散⑧加牵牛、大黄、槟榔、枳壳，后用五虎汤即大青龙汤⑨平之。若不早治，死期立止。如在百日内者不治（大青龙汤桂麻黄，杏仁甘草石膏姜）。

注释

①小青龙汤：麻黄_{去节}、芍药、细辛、干姜、甘草_炙、桂枝_{去皮}、五味子、半夏。解表散寒，温肺化饮。主治外寒里饮证。症见恶寒发热，头身疼痛，无汗，喘咳，痰涎清稀而量多，胸痞，或干呕，或痰饮喘咳，不得平卧，或身体疼重，头面四肢浮肿，舌苔白滑，脉浮。

②五圣散：朴硝1分，豆豉20粒，白米50粒，葱白2寸，甘草_炙1分。主治小儿脐风撮口。

③如意膏：紫草、地榆、栀子、大黄、黄芩、黄柏、冰片。清热解毒，凉血散瘀，消肿止痛，止血生肌。用于跌打撞伤、筋伤积瘀、轻度水火烫伤。

④《医贯》：明代赵献可所著。全书6卷。

⑤蛊：《素问·玉机真藏论》云"少腹冤热而痛，出白，一名曰蛊"。

⑥肾气丸：干地黄、薯蓣、山茱萸、茯苓、泽泻、丹皮、桂枝、附子^炮。主治肾气不足，羸瘦日剧，吸吸少气，体重耳聋，眼暗百病。

⑦嘎：声音嘶哑。

⑧夺命散：天南星^炮、白附子、天麻、辰砂^{另研}、黑附子^{炮,去皮脐}、防风、半夏、全蝎^{去毒}、蜈蚣^炙、麝香、僵蚕^炒。

⑨大青龙汤：麻黄^{去节}、桂枝^{去皮}、甘草^炙、杏仁^{去皮、尖}、生姜^切、大枣^擘、石膏^碎。

73. 小儿齁䶎（鼻息声也）

证由风寒暑湿所侵，未经发散，邪传心肺，变而为热，热能生风，风盛生痰，痰食不化，因循日久结为顽块，谓之痰母。痰母不化，遂成痼疾。凡遇天阴欲雨之时，或冬月暴寒之气，皆从口鼻而入，传之于肺，痰母发动而胀大，故气促而喘甚，至坐卧不得，饮食不进。待天时温暖，其寒消散，则平复如旧矣。有日安而夜喘者，乃夜属阴，阴为血，阴气侵袭。症宜驱风化痰顺气，以化风丹服之，次以化痰丸、苏子、桑皮煎汤服。有因误吃酸咸太过，痰滞肺窍而吼喘者，用淡酱黄煎汤服自愈。此候不早治，有苦至终身者，有子母相传者，可不慎乎！（痰滞肺窍而吼喘，用五虎汤解之：净麻黄、杏仁、陈细茶、炙草、熟石膏。）

74. 小儿龟胸

此症风痰停饮积聚心胸，再感风热（麻痘之后多有此症）。肺为诸脏华盖，居于膈上，水气汛溢，则肺为之浮，日久凝而为痰，停滞心胸，兼于风热内癖，其外唇红面赤，喘嗽促，以致胸骨高如反掌，名曰龟胸。治宜宽肺利膈化痰，以除肺经痰饮。先用宽气饮①，姜葱汤调服，次用清肺饮、雄黄丸②、大黄丸③、如意膏治之。若投前药愈而复作传变，目睛直视，痰涎上涌，兼以发搐，则难治矣。（大黄丸：大黄、天冬、百合、木通、生桑皮。）

注释

①宽气饮：枳壳^{水浸,去瓤,麸炒微黄}、枳实^{制同上}、人参^{去芦}、甘草^炙。通利关节，消痰逐水，进美饮食。主治胸膈痞结，气逆不和，不思饮食，精神昏倦；及蓄气成搐，传变成急慢惊风者。

②雄黄丸：雄黄^{细研}、真珠末、麝香^{细研}、牛黄^{细研}、巴豆^{去皮、心，研，纸裹压去油}。主治疔肿、小儿中恶心痛、小儿诸般喘嗽、盐醋等鼽哮吼、时气热毒、下痢赤白；及下部毒气。

③大黄丸：通便泄热，理气止痛。主治大肠热秘，心胸烦躁，头痛便难，腹胁胀满，口舌干燥。

75. 小儿龟背（麻痘之后多有此症）

凡小儿生后一百八十日，髇①骨始成，方能独坐。若强令儿坐太早，则客风吹着儿背及脊至骨，传入于髓，使背高如龟之状，名曰龟背。治以龟尿点骨节则愈，又以松蕊丹②疗之。取龟尿之法：当安龟在莲叶上，后用镜照之，其尿自出，以物盛之。凡儿龟胸龟背，皆因元气未充，腠理③不密，风邪所乘，或痰饮郁结，风热交攻而致。法当调气补血，再以清热化痰佐之。若因乳母服膏粱厚味，当以清胃散④治之，子母同用，此二症若在百日内者不可治。仲景谓此症乃百不救一，良由禀受父母精髓不足，元阳亏损有此症也。宜救先天，扶其胃气，或可中保。

注释

①髇：音xiāo，胫也。
②松蕊丹：松花^{洗，焙干}、枳壳^{麸炒，去瓤}、防风^{去芦头}、独活、麻黄^{去根节}、川大黄^炮、前胡。主治小儿龟背。
③腠理：中医指皮肤等的纹理和皮下肌肉的空隙。
④清胃散：生地、丹皮、黄连、当归、升麻、石膏^煅。清胃泻火。治小儿热蓄于胃，牙根肿如水泡，胀痛难忍，名曰重龈。

76. 小儿肺痈肺痿

肺痈，因脾肺气虚，腠理不密，外邪所乘，或母食辛辣厚味，遗热于儿，或儿有病，过于汗下者，内亡津液，虚火烁肺，或服克伐之药，损伤脾胃，不能生肺金。其症恶风咳嗽，鼻塞项强，呼吸不利，咳而胸中隐隐作痛，甚而四肢微肿，喘咳脓血。若吐臭秽，胸中隐痛，脉数而实，为肺痈；咳唾涎沫，脉数而虚者，为肺痿。恶汗喘嗽，为寒邪内蕴也，小青龙汤。咳嗽秽脓，肺痈内溃也，桔梗汤。窃①谓前症若喘嗽短气者，脾肺气虚也，五味异功散。咳唾脓痰，右尺脉无力者，肾气虚也，六味地黄丸②。咳嗽唾痰脓，右关脉数而无力，脉气虚也，七味白术散。若发热咳嗽脓不食者，脾肺虚甚也，难治。大要补脾肺滋肾水为善。

小青龙汤治水濡，喘咳呕哕阳利驱，姜桂麻黄芍药草，辛夏兼之五味需。桔梗汤中用防己，桑皮贝母并苡薏，桔梗括蒌子杏芪，桔壳元参归煎剂。五味异功散：参苓术草陈，即六味丸。七味白术人参术、甘葛云苓藿香叶、木香甘草俱和中，生津养液此方决。

注释

①窃：谦辞，称自己。

②六味地黄丸：熟地、山茱萸、山药、泽泻、丹皮、茯苓。主治肾阴亏损，头晕耳鸣，腰膝酸软，骨蒸潮热，盗汗遗精。

77. 小儿肠痈

肠痈者，因饮食积热，或母服辛热之物所致。小肠按之痛者，小便数，似淋，腹急恶寒，身皮甲错，或自汗恶寒。若脉迟紧，未有脓血，用仙方活命饮①以解其毒。脉洪数已有脓者，服太乙膏②下其脓。小便疼痛，便不利者，脓血壅滞也，牡丹散③主之。窃谓经云"肠痈为病不可惊，惊则断肠而死"，故坐卧转侧之间，须令徐缓，时少饮薄粥，及用八珍汤固其元气，静养调理，庶几④可保也。

注释

①仙方活命饮：穿山甲、皂刺、归尾、甘草、金银花、赤芍、乳香、没药、花粉、防风、白芷、贝母、陈皮。功效：清热解毒，消肿溃坚，活血止痛。

②太乙膏：玄参、白芷、归身、肉桂、赤芍、大黄、生地、土木鳖、阿魏、轻粉、柳槐枝、血余炭、铅丹、乳香、没药、麻油。消肿清火，解毒生肌。适用于一切疮疡已溃或未溃者。

③牡丹散：桃仁、栝蒌仁、薏苡仁、牡丹皮。清肺排脓。主治肺痈。症见胸乳间皆痛，口吐脓血，气味腥臭。

④庶几：也许。

78. 小儿腹痛

腹痛者，患于脐下或旁二寸许，属脾经，近肋属胆经，盖因脾经阴虚，气滞血凝，或因脾虚，饮食积热。所患㶸肿①作痛者，泻黄散②。坚硬肿痛者，清胃饮③。肿痛便秘者，清凉饮。如此而仍痛者，瘀血凝滞也，服活命饮④。既用此药而不消，则内欲作脓也，用托里消毒散⑤。若脓内出而痛不减者，毒未解也，亦用前药。若脓出反加痛者，及脓水清稀，气血虚也，用参芪托里散⑥。若食少伴倦者，脾气虚也，用五味异功散⑦，加当归、柴胡、升麻。晡热内热，脾血虚也，用四君子汤加归、芍、丹皮。如有他症，当随症加减。

注释

①㶸肿：肿胀。

②泻黄散：藿香叶、山栀仁、石膏、甘草、防风。

③清胃饮：当归、生地黄、黄芩、石膏、升麻、白芍药、青皮、黄连、甘草、牡丹、栀子仁、苍术、细辛、藿香、荆芥穗。主治一切风热湿痰牙痛。

④活命饮：当归、独活、杜仲、秦艽、细辛、白茯苓、桑寄生、上肉桂、熟地黄、北防风、川芎、黄芪、甘草、人参。排脓，止痛，消毒。主治一切痈毒疮疡。

⑤托里消毒散：人参、黄芪^{盐水拌炒}、当归、川芎、芍药^炒、白术、茯苓、金银花、白芷、甘草。主治痘疹、痈疽、疮疡、时毒、大头瘟之气血虚弱者。

⑥参芪托里散：人参^{气虚多用之}、黄芪^炒、白术^炒、当归、熟地、芍药^{酒炒}、茯苓、陈皮。主治疮疡肿毒，气血两虚，久脓难溃，或溃脓久不收敛，兼见虚乏少气，饮食不思。

⑦五味异功散：人参、茯苓、白术、甘草^炒、陈皮。

79. 小儿囊痛

囊痛属肝经湿热，或禀胎肝热所致。初起肿痛，小便赤涩者，湿热壅滞也，先用龙胆泻肝汤①。如不消，用仙方活命饮。若肿痛数日不解，欲作脓也，用消毒托里散。若肿未溃，而小便不利，毒气壅滞也，当分利之。脓已成而小便不利，毒气未解也，当针泄之。脓出而反痛，气血虚也，当补益之。若气不亏，虽阴囊悉溃，睾悬露，亦不为患。若乳母恚②怒而患此者，加味逍遥散③。肝经气湿虚者，八珍汤④加柴胡、山栀，俱加漏芦，子母并服。

龙胆泻肝汤：龙胆栀芩可泻肝，车前坐地木通偕，甘泽柴胡当归合，肝经湿热力能排。

注释

①龙胆泻肝汤：柴胡、青皮、龙胆草、山栀、大黄、白芍药、木通、连翘、黄连、滑石各等分。主治肝经湿热，或囊痈便毒，下疳悬痛，肿焮作痛，小便涩滞，湿热下疳，肿痛尿涩，及茎缩纵，痒痛，出白津。

②恙：忧虑。

③加味逍遥散：当归、芍药、茯苓、白术^炒、柴胡、牡丹皮、山栀^炒、甘草^炙。养血和营，清肝健脾。主治肝脾血虚发热，或潮热晡热，或自汗盗汗，或头痛目涩，或怔忡不宁，或颊赤口干，或肿痛出脓，内热作渴。

④八珍汤：人参、白术、白茯苓、当归、川芎、白芍、熟地黄、炙甘草。

80. 小儿阴肿疝气

夫阴肿疝气者，多因肝肾气虚，及坐卧寒湿之地，或风邪所伤，血气相搏，或啼叫气逆，水道不行，或禀受父母肝经虚热，或娠妊肝气郁结，或乳母怒动肝火而致。又有甘肥过度，生冷不节，致生疝气，气结不行，流入阴中，成阴肿也。并宜先服五苓散，沸汤调服，和解之。轻则白芍药汤、乌梅散①、钩屯膏（元胡、钩屯、当归、甘草、乳香、白芍、吴萸、小茴、肉桂，姜引）。重则金茱丸②、散气丸③，仍以匀气散、木香饮，任意参用，无有不愈也。小儿患此，若不早治，则成痼疾。如腰曲腹痛，冷汗自出，而阴囊二子吊宿入腹，痛止方出，名为内钓。亦用匀气散、金铃子散④而愈。又有无故外肾肿大，其囊光亮如吹，不躁而不痛，此气虚所致，亦以匀气散调治。若水肿者，必遍身浮肿，当于水肿条下求之。

注释

①乌梅散：乌梅肉^{微炒}、黄连^{去须，微炒}、熟艾^{微炒}、赤石脂、当归^{锉，微炒}、甘草^{炙微赤，锉}、附子^{炮裂，去皮、脐}、阿胶^{捣碎，炒令黄燥}、肉豆蔻^{去壳}。主治霍乱后，下痢不止，冷汗出，腹胁胀。

②金茱丸：金铃子肉、家茱萸。主治冷疝气痛，及肤囊浮肿。

③散气丸：川楝子、茴香^{盐炒}、六神曲^{麸炒}、木香、吴茱萸^{甘草水制}。散寒止痛，用于寒疝与气疝疼痛。

④金铃子散：川楝子、巴豆炒令上黄色，去巴，入茴香、延胡索、南木香、使君子。

81. 小儿脱肛

肺与大肠相表里，肛者大肠之门，肺实热则大便秘结，肺虚寒则肛门脱出。此乃因久泻脾虚，肺无所养，故大肠之气虚，肛脱而下陷也。治宜升提补气，用补中益气汤，或四君子汤[①]为主。若肛脱出去，红或作痛者，血虚而有热也；微痛或作痒者，气虚而有热也。以四君汤加丹皮，外用葱汤熏洗，再以五倍子末敷而送之。又用鳖甲头骨烧炼存性为末敷上，亦有用密佗僧、白矾为末敷上，更用防风、荆芥等药洗之。

注释
①四君子汤：党参、茯苓、炒白术、炙甘草。

82. 小儿肛痒

肛痒者，因嗜甘肥，大肠湿热壅滞，或湿毒生虫而蚀肛门。若因湿热壅滞者，用四味肥儿丸。大便秘结者，用清凉饮。虫蚀肛门，先用化䗪丸，后用四味肥儿丸，外用雄黄散[①]纳入肛门。若因病不食，虫无所养而蚀脏蚀肛者，其齿龈无色，舌胎尽白，四肢倦怠，其上唇内生疮，唾血如粟，心中懊闷。斯虫在上蚀脏，若下唇内有疮，此虫在下蚀肛。若蚀肛透内者，不治。凡诸虫上半月头向上，可用药杀之，过十五后头向下，须令患者烹食香味引之向上，然后用药追之，自然见效。

注释
①雄黄散：雄黄、桃仁、苦参、青葙子、黄连等分为末，艾汁为丸，如小指大绵裹纳之。治风气入中，蕴积生热，口干目黄，时发潮燥；冻疮、蛇蝎蜈蚣所伤，蛇伤、蜈蚣、蝎螫，诸毒虫咬等，预防瘟疫。

83. 小儿五淋

淋者，小便涩[①]也。凡诸淋，皆因肾与膀胱热也，二经相为表里，俱主水道，水入小肠，下行于泡[②]，则为溺。若膀胱热，则津液内涸，水道不通；肾气热，则小便淋涩，小腹引脐而痛。夫淋有五：寒、热、血、膏、石也。寒淋者，先战栗而后小便。此乃肾虚而下焦受冷，冷气入胞，与正气交争，故小便涩而战栗也。热淋者，下焦有热，热气传于肾，流入于胞，故人溺黄赤而涩也，导赤散主之。血淋者，心极热也。心者主血，外行经络，内连脏腑，热盛则失其常道，心与小肠相表里，故下流入于胞，则血从小便出也，以导赤散加黄连、车前治之。膏淋者，小便有肥膏似脂，浮于小便之上。此肾虚不能制其泡液而下行也，用地黄丸。石淋者，肾主水，水结则为石，肾为热所乘，遇小便则茎中痛涩，不得流利，痛引小腹，则沙石从小便出也。甚者寒痛令人昏闷，遍身流汗，而后醒者，此痛之使然也，五淋散③加滑石治之。盖五淋者，虽曰肾热，治宜补肾利水，不可轻用渗泄寒流之剂大损胃气。又有气淋者，因肺气壅滞，小腹胀满，而小便涩滞也，以泻白散主之（仲景方书以海金沙散④统治患淋，颇为稳妥）。

注释

①涩：不通畅。

②泡：脬泡，膀胱。

③五淋散：木通去节、滑石、甘草炙、山栀仁炒、赤芍药、茯苓去皮、淡竹叶、山茵陈去根，日干。清热利湿，通淋化浊。主治膀胱有热，水道不通，尿少次频，脐腹急痛，作止有时，劳倦即发，或尿如豆汁，或尿有砂石，或尿淋如膏，或热淋尿血。

④海金沙散：泽泻、滑石研，水飞、猪苓、海金沙研、石韦、净肉桂去皮、白术、甘草、赤茯苓、芍药。利水通淋。主治五淋涩痛。

84. 小儿遗尿

遗尿者，肾与膀胱虚冷也。钱氏曰：小便者，津液之余。肾主水，膀胱为津液之腑，肾与膀胱俱冷，而虚气乘之，故不能拘制其水，水出而不禁，谓之遗尿。睡里自出者，谓之尿床。肾与膀胱俱虚，而挟冷所致也，宜六味丸。脾肺气虚者，补中益气汤，加补骨脂山萸肉。曾氏谓：补肾不如补脾。用平胃散加益智仁姜枣煎服，或缩泉散①煎服亦妙。

注释

①缩泉散，中药药方，主治小儿夜尿症。

85. 尿白便浊

小儿尿白如米泔状者，由乳哺失节，有伤于脾，致令清浊不分，面色白也，久则成疳。此亦心膈伏热兼而得之。《全婴方》云：小便初出微赤，良久白浊者，乃热疳之邪；初出清白，久而白浊，冷疳之候也。诸失津液欲成疳也，白茯苓散①主之。钱氏用四味肥儿丸，予常以木通散、磨疳丸，甚验。

注释

①白茯苓散：白茯苓、龙骨、甘草^炙、锉细、干姜、肉桂、续断、附子、熟干地黄、桑螵蛸^{微炒}。主治霍乱心烦渴。

86. 小儿诸失血

吐血者，荣卫①气逆也。荣者，血也，荣卫相济，不失常道，一有所胜，则致变行。血者，犹水也，决之东则东流，决之西则西流，气之使、血之势如此。故气行则血行，气逆则血随气逆上冲，故吐血也。又或饮食太饱之后，脾胃不能消化，忽吐所食之物，气血相冲，伤因脾胃，亦令吐血。若久嗽气逆，面目浮肿而吐血者，是虚损也。治法乃气血虚弱，四物汤加参术；脾肺虚者，黄芪芍药汤②；肾虚者，六味丸主之。

衄③血者是五脏热结所为也，血随气行，通流脏腑，冷热调和，不失常度，无有壅滞，亦不流溢。血得寒而凝结，得热而流溢，热乘于血，血随气发溢于鼻窍也。又有因伤寒温疫，诸阳受病，不得其汗，热无所泄，故从鼻而出。春夏衄者，生地黄研取汁，加生蒲黄少许，砂糖井水浸服。秋冬衄者，用车前草一握洗净，同生姜研取汁，入生蜜一匙，先拌渣塞鼻，次用新汲水和蜜并煎汁饮之。又方：用生萝卜取根，捣自然汁，仰头滴入鼻孔中即止。次以新汲水和蜜萝卜汁饮之。有因惊仆气散，血无所羁而衄者，加柴胡、山栀。左脸青而兼赤，柴胡清肝饮④，次用地黄丸。右脸赤，乃肺与大肠实热，泻白散⑤。鼻色赤者，脾胃热也，泻黄散⑥。脾虚，异功散⑦，加升麻、柴胡。唇白者，六君子汤。

大便下血者，大肠热毒损伤所致也。脏气既伤，风邪自入，或蓄热，或积冷，或湿毒流于脾胃，或疳食伤于五脏六腑，因此冷热交击，疳湿互作，致动气血，停留于内，凝滞无归，渗入肠中，故大肠下血，槐榆枯炭治之。有上焦心肺积热，施注大肠，亦令大便下血也。失血脾弱必渴，久则血虚，其人必肌瘦萎黄，头发不黑。

溺血⑧者，心主血，心与小肠相合，血之流行，周遍经络，循环脏腑，若心热积聚，膀胱血渗入小肠，故小便出血也。以导赤散⑨主之，加炒蒲黄。经云肺朝百脉之气，肝流诸经之血。又云气主煦⑩之，血主濡⑪之。盖荣血为水谷之精气，灌溉五脏六腑四肢百骸⑫。若脾胃有伤，荣卫虚弱，行失常道，故上为衄血、为吐血，下为尿血、便血矣。若外感风邪，则血鲜为肠风，内伤则血浊为脏毒。又热入大肠，则大便下血；热入小肠，则小便尿血。然小儿胎中受热，或乳母六淫七情，厚肥积热，或儿自食甘肥，积热而成，宜加味清胃散汤⑬。禀受积热，地黄丸⑭。大便出血，犀角地黄汤⑮。风邪外侵者，仓廪散⑯。病后元气下陷者，补中益气汤⑰。粪前见血者，四君子汤加川连吴、萸。粪后见血，四君加茱连。若婴儿，治乳母为主。清胃散：连翘、川连、丹皮、生地、升麻。清胃汤：归栀连丹地，清心莲子白云苓。麦冬益智石菖蒲，远志车前木泽草。仓廪散：即人参败毒散加陈仓米。

注释

①荣卫：荣指血的循环，卫指气的周流。荣气行于脉中，属阴，卫气行于脉外，属阳。

②黄芪芍药汤：黄芪、甘草炙、升麻、葛根、白芍药、羌活。主治衄血多岁，面黄，眼涩多眵，手麻。

③衄：鼻出血。

④柴胡清肝饮：柴胡、山栀子、牡丹皮、青皮、苏梗、白芍药、钩藤。主治肝胆火郁，致成胆胀，胁肋胀痛，口苦太息者。

⑤泻白散：地骨皮、桑白皮炒、甘草炙。

⑥泻黄散：藿香叶、山栀子仁、石膏、甘草、防风去芦,切,焙。

⑦异功散：人参切,去顶、茯苓去皮、白术、陈皮锉、甘草，各等分。

⑧溺血：指尿中有血。

⑨导赤散：生干地黄、木通、甘草生，各等分。

⑩煦：煦养、养护。

⑪濡：润泽。

⑫骸：骨头。

⑬加味清胃散汤：黄连^(炒)、生地黄、牡丹皮、当归、升麻、犀角、连翘、甘草。清胃凉血。治妇人胃火伤血，唇裂内热者。

⑭地黄丸：熟地黄、山萸肉、干山药、泽泻、牡丹皮、白茯苓。

⑮犀角地黄汤：犀角^(如无，升麻代之)、生地黄、牡丹皮、芍药。治血证，大便黑，衄后脉微，发狂发黄当汗下，汗内有淤血。

⑯仓廪散：柴胡、前胡、川芎、枳壳、羌活、茯苓、桔梗、人参、甘草、陈皮、苍术、米仁。主治：痢疾赤白，发热不退，肠胃中有风邪热毒，及时行瘟疫，沿门阖境皆下痢、噤口者。

⑰补中益气汤：黄芪、白术、陈皮、升麻、柴胡、人参、甘草、当归。

87. 小儿自汗

自汗者，不行发散而自出者也。经云：饮食饱甚，汗出于胃；惊而夺精，汗出于心；持重远行，汗出于肾；疾走恐惧，汗出于肝；摇体劳苦，汗出于脾。又曰：表虚则自汗。丹溪曰：汗者，心之液。自汗之症，无不由心肾俱虚而得之者。治法以参芪甘温益气之药，使阳气外固，而津液内敛，汗自止矣。若元气虚者，夏月用四君子汤加山药、吴萸肉，冬月用八味丸①、十全大补汤②。血虚者，四物汤加参、芪，名圣愈汤③。有热者，当归大黄汤④。手足汗者，补中益气汤。胸腹汗者，四君子汤。当心一片汗者，补心汤⑤。此皆治汗之大法也。

若汗出如油，喘而不休，此为命绝。柔汗发黄，此为肝绝。汗出不流，如贯珠者，为绝汗。以上数条皆不治。又若六阳虚汗皆出，上至头下至项，不过胸者，亦不治。若脾虚泻，自汗遍身，冷而出汗，遇泻则无汗，不泻则有汗，此候是虚极也，急当补脾，参苓白术散、益黄散主之。

注释

①八味丸：牛膝^(去芦，酒浸一宿)、当归^(去芦，酒浸一宿)、菟丝子^(洗净，酒浸三宿，研成饼)、地骨皮^(去土)、远志^(汤泡，去心)、石菖蒲^(九节者，去毛)、绵黄芪^(蜜炙)、熟干地黄^(去土)。补肝肾，明眼目。

②十全大补汤：人参、肉桂^(去粗皮，不见火)、川芎、地黄^(洗酒，蒸，焙)、茯苓、白术^(焙)、甘草^(炙)、黄蓍^(去芦)、川芎、当归^(洗，去芦)、白芍药。温补气血。治诸虚不足，五劳七伤，不进饮食；久病虚损，时发潮热，气攻骨脊。

③圣愈汤：生地黄、熟地黄、白芍、川芎、人参^(一般用潞党参)、当归、黄芪。主治气

血两虚。

④当归大黄汤：当归、芍药、肉桂、干姜、茱萸、人参、大黄、甘草^炙。养血和营，祛寒扶正。主治冷气牵引腰背肋下，腹内痛。

⑤补心汤：紫石英、茯苓、人参、远志、当归、茯神、甘草、紫菀、麦冬、赤小豆、大枣。主治心气不足，惊悸汗出，心中烦闷短气，喜怒悲忧悉不自知，咽喉痛，口唇黑，呕吐血，舌本强，不通水浆。

88. 小儿盗汗

盗汗者，睡则出，醒即收，故曰盗汗。乃肌肉虚而腠理不密，以牡蛎散①、白术散主之。遍身汗出者，香瓜丸②。上至胸，下至脐者，胃虚也，补中益气汤治之。

有儿无疾，睡中遍身汗如水，醒而经久不干，此乃食积盗汗，脾冷所致。宜用三棱煨姜煎服，次投益黄散、参苓白术散。有时时冷汗微出，发根有贯珠者，面额上洒洒然，此为惊汗，宜镇惊丸③或抱龙丸、麻黄根治之。

注释

①牡蛎散：黄芪^{去苗土}、麻黄根^洗、牡蛎^{米泔浸，刷去土，火烧通赤}。治诸虚不足，及新病暴虚，津液不固，体常自汗，夜卧即甚，久而不止，羸瘠枯瘦，心忪惊惕，短气烦倦。

②香瓜丸：大黄瓜^{黄色者}一个^{去瓤}、川大黄^{湿纸裹煨至纸焦}、胡黄连、柴胡^{去芦}、鳖甲^{醋炙黄}、芦荟、青皮、黄柏各等分。主治遍身汗出。小儿疳黄，盗汗，骨蒸潮热，腹大肌瘦。

③镇惊丸：紫石英^{烧，醋淬，研}、铁粉、远志肉^{姜制，焙}、茯神、人参、琥珀、滑石、南星^炮、蛇黄^{煅，醋淬}、龙齿、熊胆、轻粉。主治小儿惊痫。

89. 小儿鹤节

鹤节者，由禀赋不足，气血不荣，肌肉瘦，脊则骨节俱露，如鹤之足，故曰鹤节，乃肾虚不能生髓之故。治法宜补肾，地黄丸加鹿茸、牛膝、怀膝之类。

90. 小儿解颅

解颅者，头缝不合而开解也。此由肾气不足。肾主骨髓，脑为髓海，肾气不足，则脑髓不满，故头骨不合而开解也。凡有此候，不过千日，其间亦有数岁者，乃废人也。盖人无脑髓，如木之无根，古人虽有良方，吾所以不录者，劳而无功也。亦不可束手待死，依先贤补肾之法，万一有可生之理。若气色精明，能饮食者，与服调元散①、补肾地黄丸。旬日内见效者，次第条理，亦有长成者。若投药如故，则难疗矣。

注释

①调元散：干山药^{去黑皮}、人参^{去芦}、白茯苓^{去皮}、茯神^{去皮、木、根}、白术、白芍药、熟干地黄^{酒洗}、当归^{酒洗}、黄芪^{蜜水涂炙}、川芎、甘草^炙、石菖蒲。调补元气。主治小儿禀受元气不足，颅囟伺解，肌肉消瘦，腹大如肿，语迟、行迟、齿迟，手足如痫，神色昏慢。

91. 小儿囟陷囟肿（囟，头会脑盖也）

囟陷者，因脏腑有热，渴饮水浆致成，泻利久则血虚，虚弱不能上充脑髓，是以囟陷如坑，不能平满。此胃寒脾虚之极也，惟慢惊中有之。急以固精汤①、醒脾散及诸救元②等药治之。亦有后枕陷者，其症犹重，宜以前症同法治之，不效，亦为难治，乃虚之极，百无一生耳。

囟肿者，脾主肌肉，乳哺不节，饥饱无度，或寒或热，乘于脾家，致使脏腑失调，其气上充，致令肿胀，囟突而高如物堆起，自汗，毛发黄而短者是也。若热气上冲，则柔软红色，柔软则为阳症，宜化风丹③、泻肝丸主之；若寒气上冲而肿则牢靭坚硬，靭牢为阴症，宜匀气散、理中汤之类（泻青丸去栀子、大黄即泻肝丸）。

《玉环集》歌曰：囟门肿起定为风，此候应知也不中，或若坑如盏足，七日之内命必终。

有小儿生下一月内囟门肿起，乃系受胎热气，即用黄柏膏④涂两足心涌泉穴。如陷下，半夏膏⑤涂两手心一说。

注释

①固精汤：怀牛膝、杜仲、当归、陈皮、黄芩、地骨皮、知母、川芎、白芍、补骨脂、红花、甘草。

②诸救元：各种救元方剂，如救元饮、救元补髓汤。

③化风丹：天麻、僵蚕、全蝎、天南星^制、荆芥、雄黄、麝香、朱砂、硼砂、巴豆霜、冰片等15味。

④黄柏膏：黄柏、绿豆、甘草生用，上为末，再研令细后，以生麻油调如薄膏。

⑤半夏膏：半夏捣罗为末、镔鲲鱼脂煎了者，上药一处调如膏。

92. 小儿羸瘦

羸瘦者，不生肌肉也。皆因禀受不足，脾胃不和，饮食不能，血气衰弱，不能荣于肌肤也。有能饮食而弱瘦，此乃脏腑积热，熏蒸肌肤故也。有因大病后气血尚虚，脾胃又弱，不能传化谷食以荣身体而羸瘦也，

盖有寒热二症，不可不辨。若腹痛，泻利清白，不渴喜热，唇口白色，素属寒症，虽在夏月亦用温补。若身热烦燥，盗汗，泻利焦黄作渴，喜冷，面黄唇赤，此属热症，虽冬月亦宜清凉之药，此乃舍时从症之治法也。①予先师曰：小儿羸瘦因先天不足，以补肾地黄丸为主，仍察何脏虚，更参补何脏之药，谓之加味地黄丸。如病后元气不足者以补脾为主，宜参苓白术散、补中益气汤。虚寒者，钱氏异功散②、益黄散主之。

注释

①《内经》曰："用寒远寒，用热远热。有假者反之，虽违其时，必从其症。"即治病须根据疾病症状对症下药，可以不考虑时令气候环境因素。

②钱氏异功散：人参、茯苓、白术、陈皮、甘草、川苍术、香附子、白芷。

93. 小儿注夏

注夏者，亦禀赋阴虚，元气不足之候也。盖脾为太阴，位列坤①上，喜燥而恶湿。凡脾胃之气不足者，遇长夏②润溽之令，则不能升举清阳，健运中气。又复少阳相火之时，热伤元气，则肢体怠惰、酸软，两脚痿弱，嗜卧，发热，精神困倦，饮食少思，口中无味，呼吸短乏气促，目中视物朦胧，小便赤数，大便不调，名曰注夏。治法宜补中益气汤去升麻、柴胡，加焦栀、黄柏主之，大法科③亦同治法。

注释

①坤：八卦之一，代表地。

②长夏：从小暑到立秋这一个月，是一年中气温最高且空气湿度也最大的时期，在中医典籍《黄帝内经》中被称为"长夏"，以示与夏有所区别。《黄帝内经》又述"脾

主长夏"。依此,人体五脏中肝、心、脾、肺、肾分别与时令中春、夏、长夏、秋、冬相对应。

③大法科:即内科。

94. 小儿语迟

夫五脏有五声,心声为音,若儿稍长,应语而不语者,谓之语迟。由在胎时母卒惊怖,内动儿脏,邪乘于心,气不足,舌本无力,故语迟也,菖蒲丸①主之。若吐泻,或大病后虽有声而不能言,此非失音,乃肾虚不能上接于阳,宜补肾地黄丸主之。

注释

①菖蒲丸:人参、石菖蒲、麦门冬^{去心}、远志^{取肉,姜汁炒}、川芎、当归、滴乳香、朱砂。主治小儿至四五岁,犹不能言。

95. 小儿行迟

小儿三四岁不能行者,乃禀受气血不足,则髓不满骨,故脚软弱而不行。抑①有肝肾而致之者。肝主筋,筋束而不能行;肾主骨,骨软而不能步,宜地黄丸加鹿茸、五茄皮、虎胫骨、麝香,则筋壮骨健,自然能行矣。

又有伤于久抱,则骨节软弱而不行者,用五加皮煎酒服。一方用尖大栗风干,食一二斤即行。

注释

①抑:抑或,或是。

96. 小儿齿迟

齿迟者,亦因禀受肾气不足,髓虚不能上荣于齿,故生迟也,宜补肾地黄丸主之。

肾主骨,齿乃骨之余,肾虚则骨无余,何可生齿,故宜补肾。

97. 小儿发迟

巢氏①曰：足少阴为肾之经，其华在发。少儿有禀性少阴之血气不足，即发疏薄不生。亦有因头疮而秃落不生者，皆由伤损其血，血气损少，不能荣于发也。

钱氏论五软症：名曰胎怯，良②由父精母血不足而得，诚哉是③言。以愚④推之⑤，有母之血海久冷，用药强补而成孕者，有受胎而母多病者，有因其父好色，气体虚弱，或年老而成孕，有日月不足而生者，如阴地浅土之草，虽有发生，而秀茂者罕也。由是观之，婴孩怯弱者，不耐寒者，总使成人，亦多疾病。治用调元散、补肾地黄丸渐次调养，日久乃安，若投药不效者，终为废人。

注释

①巢氏：巢元方，隋代医家，任太医博士、太医令。奉诏主持编撰《诸病源候论》五十卷。

②良：确实，表示肯定。

③是：此。

④愚：作者谦称。

⑤推之：推测之。

98. 小儿五硬

五硬者，仰头取气，难以动摇，气壅作痛，连于胸膈，脚手心冷而硬，此阳气不荣于四肢也。经曰脾主四肢，又曰脾主诸阴。令手足冷而硬，独阴无阳也，必难治。若腹急青筋，木乘土位，宜以六君子汤加干姜、肉桂、柴胡升麻以复其真气。其症从肝脾二经受患，当补脾平肝为主，仍察急慢惊风治之。

《百问》①云：审系风症，依中风治之，亦有回生之理。宜小续命汤②主之。

注释

①《百问》：指明代中医儿科古籍《婴童百问》，鲁伯嗣撰。

②小续命汤：麻黄、桂枝、防风、防己、杏仁、黄芩、人参、甘草、大枣、川芎、

白芍、大附子、生姜。主治中风不省人事,神气溃乱,半身不遂,筋急拘挛,口眼㖞斜,语言謇涩。

99. 小儿魕①病

魕病者,乳哺婴儿未能行而母便有娠,其儿病微微下利,寒热往来,毛发鬤鬤②。以为有婴鬼,即是腹中胎神忌妬而为此,故名魕鬼病。大凡娠妇不皆致魕亦偶有之耳。盖妇人上为乳汁下为月经,儿饮交乳且病,况其大分已荣于胎,而乳汁之漓,能无致儿之病乎?有何鬼之咎也!令小儿断乳即安,再服消食丸或乌陈散即愈矣。

注释
①魕:音 qí。小儿鬼。
②鬤鬤:音 zhēng níng。毛发蓬乱貌。

100. 小儿客忤①

客忤是小儿神气软弱,或有是非之物,忽未经识面之人触之,与儿神气相忤而为病。曰客忤,亦名中忤,又名中人。其状吐下青黄色,水谷解离,腹痛反侧②。其面部变易五色,其状似痫症,袛③眼不上插耳,其脉弦急数者是也。若失时不治,久则难疗,宜以安神丸治之。

凡婴儿血气未实,神气软弱,除父母及所抱熟识之人外,断不可令见生人。又不可令见牛马畜兽等物。虽父母家人从外远归,亦不可即见儿,恐衣服经历鬼神粗恶暴气,或外人汗气,或身不洁。切不可与儿相见,见则暴恶之气与儿相触,致令惊悸吐逆,泻利青黄白汁,腹痛而啼,水谷解离,甚者致夭,宜护慎之。此论一二岁小儿也。(治小儿客忤,中忤,取牛沫,马忤取马沫,敷乳头,或涂小儿口中自愈,左右两颊似青黛,知为客忤。)

注释
①客忤:指小儿突然受外界异物、巨响,或陌生人的惊吓引起的一种疾病。
②反侧:翻来覆去,形容睡卧不安。
③袛:只。

101. 小儿眼病

眼者，五脏六腑之精华、魂魄之所常荣地，神气之所主。又曰：诸脉皆属于目。目得血而能视，五脏六腑之精气皆上荣于目，以之照物。又曰：白睛属肺，黑睛属肝，瞳人属肾，上胞①入脾，下胞属胃，大眦②属心，小眦③属膀胱、三焦。

五色五脏各有所司：心主赤，赤甚者心实热，用导赤散；微赤者，心虚热也，生犀散④。肝主青，淡青者，肝虚也，用地黄丸。脾主黄，黄甚者，脾热也，用泻黄散；淡黄者，脾虚也，异功散。目无睛光及白睛多黑睛少者，肝肾俱不足也，用地黄丸加鹿茸。日视清明，夜视昏暗，因禀阳气衰弱，遇夜则阴盛阳衰，故不能视也，用冲和养胃汤⑤。凡生翳膜者，风邪内蕴也，邪气未定，谓之热翳；而浮于外，邪气已空，谓之水翳；邪气既除，谓之隔翳，宜升发退翳之药佐之。

眼疳者，因肝火温热上冲，脾气有亏，不能上升清气，故生白翳。睫闭不开，眵⑥泪如糊，久而流脓，遂至⑦损目。宜以象胡菊花散（蛤粉、川芎、木贼草、菊花、五灵脂、龙胆草、珍珠粉、小青皮、虾蟆、芜荑、石决明、木通、甘草共为末，将末盛猪肝，用笋包煨熟，令儿食之）兼疳丸（川连、石莲、麦芽、神曲、赤苓、蓬术、山楂、甘草）主之。

目闭不开，因乳食失节，或服寒凉之药，使阳气下陷，不能升举，故目不开也，用柴胡复生汤⑧。若胃气伤损，眼睫无力而不开解，补中益气汤。

有患天行时气⑨者，眼暴赤肿痛，多泪怕明，或生翳膜，乃肝经风热，心经火也，宜导赤散加菊花、薄荷、灯心、蝉蜕煎汤，吞下泻青丸，甚验。

胎风赤烂，原胎中受风热，及一岁或三五岁，眼弦⑩亦烂，时痒时痛，乃脾胃风热所致，宜早服消风散加桑皮汤服。眼睫连搭者，亦肝经风热也。

若目赤壮热，大小便结，乳食不思，面赤眼闭者，皆由在胎时母感热毒所致，服泻青丸。若乳母膏粱厚肥，积热致儿目黄，令母服清胃散。若肢体面目爪甲皆黄，小便如尘屋漏色者，不治。

有小儿薄劣，多致尘埃入目，揩磨成肿，发热作痛，啼哭不已，宜用辟尘膏⑪，治之立效。

又云：黑睛黄色，酒食伤脾，消风散。痛而涩痒，及诸风上攻，白多黑少，及风疮疹，大人亦同治法。

凡目直视者,肝有热也,以泻青丸治之。若大痛目直视者,志绝也,不可治。

注释
①胞:眼睑。
②眦:音 zì。大眦即内眼角。
③小眦:即外眼角。
④生犀散:大黄^{蒸、切、焙}、鳖甲^{汤煮、去裙襕、醋涂、炙黄}、麦冬^{去心}、黄芪、秦艽^{去苗并土}、羚羊角^锉、桑白皮、人参、茯苓^{去皮}、地骨皮^{去土}、赤芍药、柴胡^{去苗}、枳壳^{去瓤,麸炒}。主治小儿骨蒸肌瘦,颊赤口干,日晚潮热,夜有盗汗,五心烦躁,四肢困倦,饭食虽多,不生肌肉,及大病愈后,余毒不解;或伤寒病后,因食羊肉,体热不除。
⑤冲和养胃汤:党参、白术、黄芪、当归、白芍、陈皮、小茴香、山药、茯苓、泽泻。功效:健脾活血,理气和胃,清热散结。
⑥眵:音 chī。眼部的油脂状分泌物。
⑦至:导致。
⑧柴胡复生汤:藁本、川芎、白芍药、蔓荆子、羌活、独活、白芷、柴胡、炙甘草、薄荷、桔梗、五味子、苍术、茯苓、黄芩。主治:目红赤羞明,泪多眵少,脑顶沉重,睛珠痛应太阳,眼睫无力,常欲垂闭,不敢久视,久视则酸疼,臀陷下,所陷者或圆或方,或长或短,如镂如锥如凿。
⑨天行时气:因气候不正常而引起的流行性疾病。
⑩眼弦:又名胞弦、眼沿,也即今之睑缘。系指上下眼睑的游离缘,生有睫毛。
⑪辟尘膏:油烟细墨,以新汲井水浓磨,入玄明粉半钱和匀为膏,用笔多点目内 3~5 次。

102. 小儿鼻病

鼻乃肺之窍,皮毛腠理乃肺之主,若风邪客于肺,则鼻寒而不利,宜清风散①。因惊仆气散,血无所羁而鼻衄者,异功散加柴胡、山栀。鼻赤者,脾胃实热也,用泻黄散。胆经虚热也,用异功散,加升麻、柴胡。肺为风冷所伤,冷随气乘于鼻,则鼻流清涕,宜张涣菊花散②。肺经壅滞,积热上攻于脑,则脑热,又肺气通于鼻,则鼻干燥,宜圣惠木通散③。

盖肺寒则鼻流清涕。肺热干燥,自然之理也。若冷气久而不服,脓涕结聚,使鼻不闻香臭,亦宜消风散。

《千金》论：凡人鼻中有息肉，眠食皆不快利。欲鼻中出息，而俗方虽多，用之皆无成效，惟见本草云雄黄去鼻中息肉，此言不虚。但时人不知用雄黄之法，医者生用，故致毙困。如有成炼雄黄纳入鼻中，其息肉自出，当时即得休息，更不重发。炼雄黄之法，在《千金翼》仙丹中有之，宜求寻也，极有神效。

注释

①清风散：川芎、羌活、柴胡、薄荷、红花、归尾、桔梗、枳壳、陈皮、甘草。祛风散热活血。主治：小儿病眼，因感风热而攻上焦，或赤红浮肿。

②张涣菊花散：甘菊、防风、前胡、细辛、肉桂、甘草。主治鼻塞多涕等病。

③圣惠木通散：木通^{锉}、槟榔、羚羊角屑、赤芍药、石苇、当归^{锉,微炒}、车前子、甘草^{炙微赤,锉}。清热通淋。治小肠实热，心胸烦闷，小便赤涩，小腹中急痛。

103. 小儿耳病

耳乃肾之窍，肝胆之经也。心肾主内症，精血常不足。肝胆主外症，风热常有余。或聋聩，或虚鸣，皆禀赋虚也。或内痛，或脓痒，邪气客也。禀赋不足，用六味地黄丸。肝胆风热，宜柴胡清肝散①。耳鸣者，邪气与正气相搏，故令耳鸣，久则邪气停滞，遂成聋也，宜昌乌散②。耳生月蚀疮③者，多在两耳上及窍傍，随月虚盈，用水银膏④敷之，日三五次。杨氏⑤曰：耳脓有五般，常出黄脓者为停耳；出脓红者为脓耳；出白脓者为缠耳；疳臭者为㾓耳；耳内虚鸣，出青脓者为震耳。病虽五般，症归于一，皆由积热上壅而成，或因沐浴水入而成，若不早治，久则成聋。宜胭脂膏⑥、红玉散⑦、杨氏黄丸散治之，仍服化痰之剂，退热疏风即愈。

注释

①柴胡清肝散：柴胡、黄芩^{炒}、人参、山栀^{炒}、川芎、连翘、桔梗、甘草。清肝解郁。主治肝胆热盛，头昏目眩，乍寒乍热，或寒热往来，口中味酸，或耳前后肿痛，或发疮疡，或患乳痈，脉弦数。

②昌乌散：石菖蒲、当归^{锉,微炒}、秦艽、吴茱萸^{汤浸七遍,焙干,微炒}，上药捣粗罗为散。

③月蚀疮：《医宗金鉴·外科心法要决》云"月蚀疮，又名旋耳疮生于耳后缝间，延及耳折，上下如刀裂之状，色红，时津黄水，由胆脾湿热所致。

④水银膏：水银^{以尖熟枣瓤研令星尽}、松脂、朱砂^{细研}、土蜂窝、黄柏^锉、川大黄。主治风毒，身体生疮。

⑤杨氏：杨倓（约1120-1185），南宋医家，字子靖，崞县人。

⑥胭脂膏：干胭脂、白龙骨、白矾^煅、白石脂^研等分。上为末，用枣肉为丸，如枣核大。主治：小儿聤耳，常出脓水不止。

⑦红玉散：寒水石^{炭火烧通赤，候冷细研}、黄丹共为细末，干掺在疮口内，后用万金膏贴，每日一上，再上尤妙。敛疮口，生肌肉，止疼痛，去恶水，不问日近年深，并治之。

104. 小儿喉病

咽喉之病，本伤热毒上攻，四时受热，藏于心腑之间，一旦所触，上攻咽喉则为肉蛾、重舌、木舌、痄腮①，及垂痈肿胀等症，甚者上攻头面肿胀。治法先去口中舌上白肮②，其次扫去风涎。如是单双蛾可针则针，不可针者用熏药掺药退之。重舌、木舌、悬痈等病，评论于前。其蛾有单双，两旁肿者为双蛾，易治，一旁肿者为单蛾，难治。比蛾差小者为喉痹，因风火蕴热，或厚味积热，或乳母七情之火饮食之毒，上攻于喉，而结成此症。当分其邪蓄表里、轻重而治之。若积热内蕴，二便不通者，为里症，当分利之，用牛蒡汤（荆芥、粉甘草、木通、大黄、防风、生牛蒡）加大黄。若风邪外客而发汗、热者为表症，宜发散之，用牛蒡汤加防风、荆芥，再以化毒汤③、立效散④、吹口散（硼砂、龙骨、雄黄、朴硝干掺舌上验。服以加味甘桔汤最安，敷以冰片散亦佳）。其喉中麻痒而肿透于外者，名渴喉风痹。暴发暴死者，名走马喉痹。

注释

①痄腮：是因感受风温邪毒，壅阻少阳经脉引起的时行疾病。以发热、耳下腮部漫肿疼痛为临床主要特征，西医学称之为流行性腮腺炎。

②肮：不干净。

③化毒汤：草薢、归尾、牡丹皮、牛膝、防己、木瓜、薏苡仁、秦艽。主治湿热痛疬，气血实者。

④立效散：山栀子^{去皮，炒}半两，瞿麦穗一两，甘草^炙。主治下焦结热，小便黄赤，淋闭疼痛，或有血出，及大小便俱出血者，亦宜服之。

105. 小儿口疮

夫①口疮症，形与名不同，故治法亦异，有发于未病之前，有发于病后者。大抵此疾，不拘肥瘦，有血气盛者，又加扶养过温，或心脾二经蕴热，或客热在胃，熏逼上焦，而成是疮。此为实症，甚则不乳，流沫烦啼，宣热拔毒，使无炎炽，自然见效。可用乌金散②加黄芩、升麻、甘、葛煎服，及投牛蒡汤、拔毒饮③、木通散，点以消黄散、硼砂丹。

注释

①夫：文言虚词，引出下文。

②乌金散：附子、蛇蜕皮、干姜、故纸^{多年者}、黄丹、川大黄、重台、藜芦、槟榔、旧棉絮、乱发、胡粉、蓼叶、榆皮、楸。主治一切恶疮。

③拔毒饮：天花粉、生干地黄、白芷、当归尾、桔梗、甘草。主治：风热毒气上攻，头项浮肿作痛，发惊，及发斑。

106. 小儿滞颐①（即流涎）

滞颐者，乃小儿多涎唾流出，渍②于颐下也，此由脾冷之故。脾之液反涎，脾气虚冷，则不能收制其液，故冷涎流出，渍滞于颐也。按《内经》云舌从涎下，皆属于热，而此专属脾冷，亦一偏见，张涣③有冷热二症，是为得之。然以流出为冷，不流出为热，恐亦未确，明者察之。

维④志行医二十有八载，⑤仔细辨认，流出为热，不流出为冷，的然⑥也。愚⑦按：口疮系是心脾风热，多流液沫不亦热乎？口内白屑，属寒涎，不流出。辨者确乎，故有此举，大抵无病。小儿流涎，依前极是。

注释

①颐：面颊，腮。

②渍：沤也。

③张涣：宋代医家，里籍欠详。世代业医，以小儿科见长，至涣医术益精，后因治愈徽宗太子之瘤疾而授翰林医正。尝著《小儿医方妙选》，一作《张涣编总方》，收方四百二十首。

④维：古文虚词，引出下文。

⑤此句意思是"志行医已有二十八年",志者叶守志自谦称。叶守志,仁德叶氏第十二世裔孙,字肃于之,本书手稿作者,生于明天顺年间(1460年11月),卒于明嘉靖三十年(1551年正月)。

⑥的然:明显貌。

⑦愚:守志公谦称。

107. 临症用药口诀

凡小儿初生二三日不肯吃乳,日夜啼哭,舌上生有紫泡,速将紫泡拨开,去其紫黑恶血,用薄荷汤洗口舌,再服泻青丸,愈。又有生下遍身红赤如无皮者,日夜啼哭,大便泻青粪,怕惊,此胎中母吃热毒之物,致有此症,名曰胎热,用白薄荷引化泻青丸。有痰,服抱龙丸。

108. 肝经风热

小儿半岁之际,或四五个月,印堂眼白带青色,大便泻青粪,或焦黄,或带白积,或发热,大人声重或物响即怕,或睡中惊跳,夜间多啼,或吐舌,此乃肝经风热。用钩屯、薄荷、灯心引化大红丸一粒,次服泻青丸。或吐乳夹痰,如鸡蛋胶白者,此亦是热,汤饮内加水竹青亦可。此症若不早治,恐要发惊。切忌生姜紫苏为使。如吐出豆腐花者,是胃口受寒,汤使内可加姜钱一片。

109. 脾经风寒似疟

凡三五个月或将至一岁,每日午前午后,脸黄,毛发竖起,呵欠怕寒,即以发热,或即睡去,发如疟疾,此乃脾经受寒,故有此症,非真虐也。用紫苏、姜钱、山楂煎汤化下大红丸,散去寒邪,次服平胃散①或消食丸,姜苏汤下。此症切不可用凉药退热,服前药自能日轻一日,切不可以真疟治之。如及一岁上者,若服前药,其症不除,亦宜服斩鬼丹②以逐寒痰。(平胃丹:苍朴陈甘。)

注释

①平胃散:苍术去粗皮,米泔浸二日、厚朴去粗皮,姜汁制,炒香、陈皮去白、甘草炒。功效:燥湿健脾,消胀散满。主治:脾土不运,湿浊困中,胸腹胀满,口淡不渴,不思饮食,或有恶心呕吐,大便溏泻,困倦嗜睡,舌不红,苔厚腻。

②斩鬼丹：砒霜、雄黄、绿豆粉。主治疟疾。上为极细末，于五月五日，用五家粽角为丸，如小豆大。未发前每服三丸，面东凉水送下，嚼破吞之。小儿一丸。以吐为度。

110. 小儿宿食

小儿脸黄，日落时发热起，至鸡鸣时而热退，或睡中恍惚谵语，此乃宿食不化。用紫苏、山楂、麦芽煎汤化下大红丸表去外邪，次服消食丸。如大便秘结，用煨盐汤调吃乌陈散，大便通则热自散。如服乌陈散大便仍结，枳实汤①合备急丸②。

注释

①枳实汤：枳实^{去瓤，麸炒}、厚朴^{姜制，炒}、大黄^{酒蒸}、甘草^炙、桂心^{不见火}。主治腹胀发热，大便秘结，脉洪数。

②备急丸：大黄、干姜、巴豆^{去心，熬}、芒硝，共研末，炼蜜为丸。

111. 外感内伤

小儿发热头疼，日轻夜重，此乃外伤于风，内伤于食，用苏梗、葱根、楂肉、葱汤，化下大红丸。表汗，服消食丸。热不退，不大便，汤使加枳壳。便通热不退，灯草、木通化下大红丸吃，热自退矣。

112. 伤风咳嗽

凡伤风咳嗽发热，有痰喘闭，或无痰干嗽，如三五岁小儿，用苏子、桑皮煎化大红丸，散去风邪，再用桑皮灯心汤①、化风丹。如痰甚，迁延日久，服抱龙丸，愈。如一二岁小儿或未周岁，此症怕惊，亦照此调理。防其出麻，使母忌口，加芫荽。热甚痰壅者，服胆制南星、化风丹，盖胆星性极寒凉。

注释

①桑皮灯心汤：灯心、干柿、桑皮。主治伤风咳嗽。

113. 风寒痰症

凡小儿三五个月及半岁者，感受风寒生痰，不省人事，但身无热，此乃寒症，难用冷药化痰，用紫苏、桑皮、灯草汤化三圣散①，如痰不全退，要煎服药。

注释
①三圣散：防风^{去芦}、瓜蒂^{碾破，以纸卷定，连纸锉细，去纸，用粗罗子罗过，另放末，将滓炒微黄，次入末一处，同炒黄}、藜芦^{去苗及心}。涌吐风痰。主治中风闭证，失者闷乱，口眼㖞斜或不省人事，牙关紧闭，脉浮滑实；癫痫，浊痰壅塞胸中，上逆时发；误食毒物，停于上脘者。

114. 吐泻腹痛（此症与霍乱吐泻有异）

小儿因食生冷之物，伤于脾胃，以致上吐下泻，身上无热，用生姜、紫苏、山楂煎汤，化下大红丸。如吐泻不止，用藿香山楂汤①化下定吐丸。有等伤食不吐泻而腹痛者，用山楂、麦芽、枳壳煎汤，化下消食丸；肚腹胀满，煎化备急丸，大便一通，其痛胀即止，再用清米汤调平胃散以实其脾胃。

凡小儿形瘦脸黄，面无血色，夜间腹上发热，手掌心、足底心俱热，睡中或出冷汗，饮食怕吃，此乃脾胃虚弱，饮食难以克化，致有此症，用清米汤磨吃消食丸。

注释
①藿香山楂汤：藿香、山楂、谷麦芽。主治吐泻腹痛。

115. 时常泄泻

时常泄泻，乃水谷不分，用姜钱、木通煎汤化疳丸。如不效，用米汤服益黄散。此病若不早治，目披毛睫，则成疳矣。

116. 蛔结食症

凡小儿腹痛时作，有块露起，大便不通，口吐清水，饮食即吐，甚至手足俱冷，此是蛔虫气痛，虽有灵丹妙剂，服下即吐，难以取效。可先用冷水含在口中或吃下一口，蛔见冷水即伏，待其吐定，用苦楝皮、陈腊肉骨同煎吃，再用薏苡根、山楂煎汤调吃乌陈散。若春冬二季，要与宣利，即除根。用使君子，每岁一个，取肉捣为丸，用腊猪油摊鸡子铺，将使君子卷包，头晚吃下，次日空心，清茶送下七珍丹（山棱、蓬术、官桂、黑丑、槟榔、巴豆、甘草为末）或鸡鸣丸，泻出积滞并蛔虫。待泻去虫积净，用稀粥补之。再吃补脾消食安胃之药，自能除根。

此病因心经与大肠经热，故有此症。有等医者，看其脉细及呕恶清水、四肢厥冷，只说脾胃受寒，反投甘、姜、肉桂、陈皮、半夏辛热之药服下，腹痛倍加厉害，殊不知此症乃是热之故。大便秘结，蛔虫即咬上心，要宣利即愈。如再发，照此调理自愈。或在夏天难用宣药，可用薏苡根、灯心引，调下乌陈散安之。或用煎药亦可。又有蛔虫症，或上吐下泻者，腹内疼痛，吐出蛔虫，用灯草、楂肉、马鞭草根煎汤，调吃乌陈散。待吐泻痛止，再用楂肉、麦芽化下乌陈散。午后，清米汤服平胃散（苍术、厚朴、陈皮、甘草），儿大服煎药。乌陈散：小儿食积用乌陈，乌药陈皮香附均，更加粉草同为末，泻与甘姜调呕停。

117. 痢病

凡小儿感染痢疾，大便去积，腹痛里急后重，或身发热，用紫苏、姜竹茹、山楂煎汤化下大红丸，表去外邪，再用灯草下香莲丸①几贴，腹痛定，化下疳丸。如感重者，身热，口渴不退，化下无比散②。看大便无积，或水泻，或夹白积，化下四苓散或胃苓散。但痢疾需要通利去积，不宜补涩，若积滞未尽，补涩太早，变成休息痢，则缠绵难愈矣。慎之！慎之！倘有时年酷热，地方时令病遍行，六七岁小儿另有治痢泻效良方，照依次序调理，无有不效。有等三四个月，或周岁胎热者，大便去红，或去白积，或泻青粪，此非痢疾，乃是肝经风热。此症要怕惊，宜服泻青丸，灯心木通汤下，切不可作痢治。

注释

①香莲丸：黄连吴萸荧制、木香，研成细粉制丸。清热燥湿，行气止痛。用于湿热痢疾，里急后重，腹痛泄泻，便黄而黏；菌痢，肠炎。

②无比散：土瓜根、苦参粉、黄连去毛、鹿茸炙、栝楼、雄鸡肠、牡蛎煅、白石脂研、甘草炙、黄芪、桑螵蛸炙、白龙骨研、鸡肫胵、黄皮煅。主治消渴。

118. 虐疾

凡小儿三五岁，或感虐疾①，一日一发，或二日一发，此系饮食伤脾，先用姜苏、山楂、麦芽煎汤，化下大红丸，清其表里，再用消食丸，自能一日轻一日，食消而全愈。表里已清，寒热不退，将仍发热，五更空腹，用井泉水吞下斩鬼丹五丸即止，服此药切忌荤酒热物。

注释

①疟疾：《内经》认为疟疾是指由感受疟邪引起的，以恶寒壮热，发有定时，多发于夏秋季为特征的一种传染性疾病。

119. 浮肿

小儿三五岁，先感痢疾，或疟疾调理已愈，因脾胃虚弱未健，或食生冷瓜果，以致面目浮肿，小便短涩，手足寒冷，用姜苏山楂麦芽汤化下大红丸，次用姜皮木通灯心汤化下消食丸并四苓散，利小便，实脾胃，面浮自消。或大便清者，汤饮加枳壳，气随痢减之法，大便通，浮气亦消。若大便闭甚饱闷，用枳壳汤化下备急丸。如大便溏泄，清米汤下胃苓散，盐不宜多吃。因大便闭，调服二三贴即止。若几岁之童，服丸药不效，当服煎药。

有等饮食伤脾，面目四肢浮肿，夜间发热，鸡鸣时退，亦用大红丸发表，次当消食，则自愈矣。

120. 泄泻

小儿泄泻，有寒热二症。如口渴、唇红、身热，泻密而粪少或暴注，其色或黄赤而有沫，此乃热泻，用木通汤①化下疳丸（川莲、石莲、麦芽、神曲、赤苓、蓬术、山楂、甘草合为丸）。如在夏月，用木瓜、木通、调服益元散，即六一②也。待热退泻止，用清米汤化下疳丸数帖而愈。如泄泻，口不渴，唇白，身无热，手足冷，泻疏而粪多，其色白或豆腐花者，水谷不分，为冷泻，用姜苏煎汤化下疳丸。如不效，用姜枣汤下益黄散。其症因泄泻而成疳症，眼目朦胧不开，此症要服菊花散③，与疳丸兼服。

益黄散：青陈柯子丁香小、甘木同煎病即除。菊花散：蛤粉川芎木贼青，蕨菊五灵加龙胆。谷精虾蟆臭芜荑，石决木通甘草尝。共作细末合猪肝，箬包煨熟与儿食。

注释

①木通汤：木通㓲、羚羊角镑、芍药、络石、升麻、射干、杏仁汤浸，去皮尖双仁。主治热病，喉中闭塞疼痛。

②六一：滑石粉六两，甘草一两。清暑利湿。治感受暑湿，身热烦渴，小便不利，或呕吐泄泻，或下痢赤白；亦可用于膀胱湿热所致的癃闭淋痛，砂淋、石淋。

③菊花散：主治目痛而身热者。

121. 嫩幼冒风

凡小儿初生半月或一月余者，因冒风寒，身体发热，鼻塞口张，此系受风。但生未多时，难以服药。用葱根三个略捣，同乳放在磁盏内，微火略燉，令儿服下，将葱渣放在额门上，紧抱怀中，微汗即愈。

122. 咳嗽喘闭

小儿三四个月，发热咳嗽喘闭，恐要出胎麻，用桑皮、胡荽、灯心煎汤化下红丸，乳母忌荤酒，待麻出热退即愈。如见风太早，麻伏生痰，或气急喘闭，用灯心引，化下化风丹、化痰丸。如燥发热甚，抱龙丸。此症若不早治，必致难救。小儿感冒风痰之症，调理已愈，但喉中呐，痰胶如丝如糊，用防风、桔梗、僵蚕、甘草、灯心煎汤洗口并吃下愈。

123. 惊症

凡小儿发热朦胧三四日，或谵语，不大便，睡中呻吟，此乃风疾致然，急用钩藤薄荷灯草汤下化风丹、抱龙丸服，加利大便之药。大便通、热退，为佳，否则，成惊。次用导赤散煎化泻青丸，极验。轻则大柴胡汤①，重则大承气汤②。

注释

①大柴胡汤：枳实^{去瓤，炒}、柴胡^{去芦}、大黄、半夏^{汤洗七次，切，焙}、赤芍、黄芩。主治伤寒十余日，邪气结在里，寒热往来，大便秘涩，腹满胀痛，语言谵妄，心中痞硬，饮食不下；或不大便五六日，绕脐刺痛，时发烦躁，及汗后如疟，日晚发热，兼脏腑实，脉有力者，可服。

②大承气汤：大黄、厚朴、枳实、芒硝。主治阳明腑实证。症见大便不通，频转矢气，脘腹痞满，腹通拒按，按之硬，甚或潮热谵语，手足濈然汗出，舌苔黄燥起刺，或焦黑燥裂，脉沉实。

124. 发丹

凡小儿发热有发丹者，此乃脾胃感受风湿，用薄荷升麻煎汤，化下红丸。丹有二种，红者风热，白者气虚，俱系风湿所致，如数岁小儿，服煎药。

125. 小儿呕吐

小儿呕吐有寒热二症。口渴，唇红，身热，吐出有痰，或吐黄水，如鸡子白胶者，脉洪数，此是热吐，用枇杷叶灯心麦冬煎汤下定吐丸（定吐丸中夏藿楂，陈砂实草木香加。白术糊丸疗呕吐，风痰寒热食俱佳）。身不发热，口不渴，面青唇白，吐出水不胶，或有米粒酸气，或如豆腐花，脉微细，此乃寒吐，因脾胃受风，或吃生冷伤胃。用生姜、苏梗、藿香、山楂煎汤化下定吐丸。手足冷，加干姜、砂仁。热吐者，淡竹叶、麦冬、枇杷叶、五味子、水竹茹、乌梅。暑月加木瓜、香茹、扁黄①。寒吐者，用陈皮、砂仁、干姜、半夏、藿香、厚朴、甘草煎服。小儿不肯服前药，用灯草薄荷汤化下泻青丸，寒者平胃散、益黄散为主。

注释

①扁黄：即沙苑子。

126. 痢疾调理次序

凡小儿五六岁，感患痢疾，照依后方次序调理。起初感患，或身发热，饮食恶心，用升麻、甘葛、赤芍、香茹、扁豆、香附、神曲、甘草、紫苏，三剂，微表去汗。服此或身热不退，里急后重不除，再服川连、黄芩、当归、白芍、青皮、槟榔、枳壳、木通、泽泻、香茹，合四剂，水煎服。此药不见进退，再入大黄泡下宣之。下过此药无红积，变成白积，或泻去粪，再用煎药。

有等心肺大热，肛门脱下，小便淋沥，大便里急后重，腹痛口渴，燥烦，脉息洪数，用灯草汤调下无比散。

有等噤口痢，饮食不下，恶心，此非胃弱，乃是热之故，热痰结于胸膈。可用韭菜根捣自然汁，同真米醋冲吃，以降胃火。如腹痛甚，用田螺捣碎，酓（封）脐上，待热又换，痛即止，其螺加麝几厘更妙。有等痢疾，照方次序调理长久，大便去白积，腹痛不止，用此方：炒乳没、白芍、阿胶、木香、小茴、元胡、灵芝，共为细末，早晨空腹米汤下。倘年遇酷热，或大人小儿同患此病，俱是热症。初起用陈皮厚朴，燥热之药俱无人用，其猪苓、泽泻、白术、茯苓，用早补涩，后亦延久难愈，但处病源，可以权变而治之。

凡三五岁小儿，伤风、咳嗽、喘闭，肺经不清，原不忌口，以致成龟胸症，宜服煎药。

127. 秘传外科要论

痈疡等症，有专外科之书，何必赘①此乎？但小儿肌体柔脆，而天真未凿，鲜五发之毒，亦无六欲七情之症。初生周岁前后，遍体生疮，不必治疗，其小痛节，自可敷帖而消。若憎寒壮热，沉困烦扰者，亦为心腹之患，又当求其本而治之，乳子婴儿母子俱宜服药。于是集于卷尾，如危急之际，须当参而用之。

夫疮疡皆因脏腑不调、经络壅滞而得。或由胎毒，或风湿化而为虫，或热气壅盛，或惊皮肤。其大者是滞于血脉，而横出皮肤间，若疖则其气血易破；或风缠，则生瘾疹②；或是外邪所入，即多瘙痒而不定。其食毒则气血凝滞，久则化为脓也。或作惊疮者，惊本无物，然亦滞其气血，在脏而为积，在腑则发于皮肤而为疮。风疮亦发遍身，其形甚小而极痒，世呼为疥，因内有虫如虮子③，宜清消杀虫之药敷之。

《宝鉴》④云：初生牙儿一块血，亦无形症，又无形状脉息，有惊即系胎惊，有热即是胎热，有疮即是胎毒。小儿实合乳母一体，凡有疾须审乳母何经有疾，以何药治之。小儿生疮，母服消风败毒之剂，母儿疮俱愈矣。

注释

①赘：多余的。

②瘾疹：是一种皮肤出现红色或苍白风团，时隐时现的瘙痒性、过敏性皮肤病。

③虮：音jǐ。虮子，虱子的卵。

④《宝鉴》：即《东医宝鉴》，医学全书。

128. 疔疮

诸疮惟疔毒为甚，而杀人最速也。古人疔有十一类，种各不同，内三十六疔满其数，即不可救。亦有不满其数而死者，乃毒气散走，疔疮走黄也。母因食毒物，或儿饮食，猝中其毒，或感四时不正之气，皆能致之。其疮多生头面四肢，形色不一，或如小疮，或如水泡，或痛或痒，或麻木不仁。外症寒热，呕吐恶心，肢体拘急，大要风邪之在表在里，急用隔蒜灸法，并解毒之剂。若不省人事，牙关紧闭，急以夺命丹为末，热酒调灌之。如食生冷之物，或用温水淋洗，轻者可愈，重者难治。其生于两足者，有红丝至脐；生于两手者，有红丝至心；生于唇口于内，有红丝入喉，急针挑断红丝，去恶血，以泄其毒，可保无虞。其在偏僻之处，药力难到者，惟隔蒜灸法有回生之功。若投浚利①之剂，反促其危。夫小儿肌肉柔脆，且不能言痛否，灸法：将蒜切薄片，着肉，一人略剜出孔，灼艾燃蒜，先使大人身上试其冷热得宜，然后将蒜片移着疮上。又别灼艾灸蒜，如前法试之，连换数片，极效，再服解毒药。

注释

①浚利：疏浚畅通。

129. 天泡疮

天泡疮状如水泡，属肺胃二经风热。若发热焮①痛，邪在表也，用拔毒散。发热咳嗽，邪在肺也，用加味泻白散②。热渴便闭者，邪在内也，用加味清凉饮③。此肌肤之症，当去毒水，以金黄散④或用黄柏、蚯蚓敷之，当归膏⑤亦效。既安不必服药，若因攻发过度，元气虚，而变生别症，此当参各门治之。

注释

①焮：烧灼。

②加味泻白散：桑白皮、地骨皮、桔梗、知母、陈皮、黄芩、青皮、甘草。主治感热喘嗽，口干烦热，胸满有痰。

③加味清凉饮：当归、赤芍药、甘草炙、大黄炒、山栀炒、牛蒡子炒,杵。主治热毒积毒在内，患疮疡，大便不通，欲痛作渴者。

④金黄散：黄连、大黄、黄芪、黄芩、黄柏、郁金、甘草、龙脑另研。主治丹毒、热疮。

⑤当归膏：当归、香油、黄蜡。主治烫火伤、蛇皮癣。

130. 杨梅疮①

杨梅疮乃天行时毒，亦有传染而得之者，或禀赋所得者。受病在肝，故多起于下部，失治多致损伤眼目，腐败肾茎，拳挛②肢节。初起之时，上体多者，先用荆防败毒散③；下身多者，先用龙胆泻肝汤；大便秘结，用大黄连翘饮④；后用换肌消毒散⑤。若蚀伤眼目，兼用九味芦荟丸⑥、六味地黄丸；肢节拳挛，兼用蠲解瘴毒汤⑦。若因脾胃亏损而不能愈者，先用异功散，后用换肌消毒汤，若用轻粉之药，多致败症也。

按：杨梅疮起于近代，⑧多因淫夫御不洁之妇，传染而致。其在小儿，得之乳抱者轻，传染而得于父母遗毒者重。治与大人皆同，更当求之专科可也。

注释

①杨梅疮：即通常所指的梅毒。

②拳挛：屈曲不伸。

③荆防败毒散：荆芥、粉草、连翘、川芎、羌活、独活、五加皮、皂角刺、穿山甲^炒、归尾、防风、苍术、酒防己、地骨皮、白鲜皮、金银花、土茯苓。主治耳后忽然肿痛，兼发寒热表证者，及杨梅疮初发者。

④大黄连翘饮：黄芩、黄连、黄柏、山栀仁、大黄、滑石、蝉蜕、牛蒡子、红花、升麻。主治热毒蓄内，痘不肯出齐。

⑤换肌消毒散：土茯苓^{即草薢}、当归、白芷、甘草、皂角刺、薏苡仁、白鲜皮、木瓜^{忌铁}、金银花、木通、连翘、防风、黄芪、川芎、生地、芍药。主治一切恶毒疔肿、杨梅疮。

⑥九味芦荟丸：胡黄连、黄连、芦荟、木香、芜荑^炒、青皮、白雷丸、鹤膝草、麝香。主治：小儿肝脾疳积，体瘦，热渴，大便不调，或瘰疬结核，耳内生疮等症。

⑦蠲解瘴毒汤：姜黄、羌活、白鲜皮、赤芍药、当归、白术、茯苓、白芷、皂角子^炒。主治：杨梅疮，肢节拳挛。

⑧此处之近代非通常理解的近代史之近代，为"距离现在较近的年代"。因杨梅疮最早出现在美洲，约1505年传入中国，《叶氏秘传家藏幼科》手稿作者叶守志晚年写手稿时距杨梅疮传入中国的年代相距较近，故称"近代"。

131. 浸淫疮

小儿身体发疮，初出甚小，后有脓汁，浸淫不已，渐大，名为浸淫疮。先起于身，后向四肢而出，易治。若先发于四肢，渐向头面者，难治。宜鲫鱼膏①涂之。

注释

①鲫鱼膏：鲫鱼（中者）、乱发（如鸡子大）、雄黄（细研）、硫黄（细研）、猪脂，上药先煎，猪脂令沸，即下鱼煎烟尽，次下发令消，滤去滓，下雄黄、硫黄末，搅令匀，盛于瓷器中。主治诸癣疮，或干或湿，痛痒不可忍。

132. 红丝疮

有红丝疮一种，虽非丹疹，实同其毒，多生于两手中指上，男左女右，则犹甚也。其状虽一水泡，清澄光莹，如小芡实大，其底下溅溅①然数十小针孔，不痒不痛，都无妨碍，泡边有一缕红丝，隐隐在皮里，其行甚速，循臂而上，过肘则危，至心则死。在此症者，急以银针头挑断红丝，或剜耳黄塞之，或嚼白梅封之，丝即不行。

昔有一人忽然而殂，询其所由，云无病，但左手中指上生一小水泡耳，盖不知其为红丝泡也。又卫提辖宜人云，比邻有女子，忽中指生一小泡，色极清澄莹彻，其底尽细细小针孔，历历可数，旁有红丝一缕，举家嬉笑。忽有老妪来，惊曰：此红丝疮也，当害汝命。急就其泡，灼艾数十壮，仍于丝上数处挑断，遂免。

注释

①溅溅：音 jí jí。聚集的样子。

133. 翻花疮

翻花疮症，由疮疡溃后，风寒袭于患处，或肝火血燥生风，或乳母肝火生风，必致疮口胬肉突出如花，或如指大，或大小长短不同。如风邪乘袭者，先用补中益气汤加防风、天麻。风寒凝滞者，先用十宣散①加羌活、天麻。儿肝火生风者，先用加味逍遥散②。母肝火生风者，先用加味小柴胡汤③，次用加味逍遥散，加漏芦、天麻。风邪所乘，外用豆豉。风寒所凝，外用葱熨法。疮口突肉不消，以黎芦膏④涂之。疮口不敛而恶寒热者，元气虚也，补中益气汤。晡热内热者，气血俱虚也，用八珍汤倍加参芪治之。

注释

①十宣散：人参、甘草、白芷、川芎、桔梗、厚朴^{姜汁制}、防风、肉桂。主治：疮疡，脉缓涩。身倦怠，恶寒，或脉弦，或紧细者。

②加味消遥散：当归、芍药、茯苓、白术^炒、柴胡、牡丹皮、山栀^炒、甘草^炙。养血和营，清肝健脾。主治肝脾血虚发热或潮热晡热，或自汗盗汗，或头痛目涩，或怔忡不宁，或颊赤口干，或肿痛出脓，内热作渴。

③加味小柴胡汤：柴胡、黄芩^炒、人参、半夏、胆草、栀子、当归、白芍钱、甘草。主治肝胆二经部位热毒，瘰疬，及一切疮疡，发热潮热，并小腹胁股结核，囊痈便毒，或耳内耳下生疮。

④黎芦膏：藜芦、黄连、雄黄、黄芩、松脂、矾石。主治小儿一切头疮，以及蜗疮、癣疮、湿疮，久而瘙痒不生痂者。

134. 脚冻疮

足指冻疮，因禀受虚怯，故寒邪易乘，气血凝滞，久而不愈，则溃烂成疮。治法须壮脾胃、温气血，则死肉自溃，良肉自生。若骨脱筋连者，宜急剪去，否则毒一延脚面而死。盖肢末之处，气血难到，又为外邪遏绝，则气血不能运行。若有汤烫火焙，其肉即死而不仁①，至春必溃腐脱落。凡气无亏，虽患无害。如外敷寒药，内服消毒之剂，则元气伤，必成败症。凡初冻时，以热手熨之为妙。北方人如耳冻，误以手触之，其耳即烂。大寒能裂肤堕指，信然。

注释

①不仁：即皮肤肌肉感觉麻木。

135. 汤火伤

汤火之症，若发热作渴，小便赤涩者，内热也，四物（熟地、当归、白芍、川芎）加山栀、连翘、甘草。若肉未死而作痛者，热毒也，用四君子汤加芎、归、山栀、连翘。若肉已死而不溃者，气血虚也，用四君子汤加归芪，外敷当归膏或柏叶末、腊猪油，调搽至白色，其肉自生。若因烟熏将死者，以生萝卜汁灌之即苏。若饮食后被汤火所伤，发热、腹胀、恶食、发搐、变症者，当参食积惊搐门治之。

136. 秃疮

人身诸阳之气会于首。其有首患疮者，因脏腑不和，热毒上攻，当解陈久之积热，导心经之积热，宜服防风通圣散①，外用水银、雄黄各三钱，猪油二钱，同研匀，敷疮即愈。

注释

①防风通圣散：防风、川芎、当归、芍药、大黄、薄荷叶、麻黄、连翘、芒硝、石膏、黄芩、桔梗、滑石、甘草、荆芥、白术、栀子。疏风退热，泻火通便，解酒，解利诸邪所伤，宣通气血，上下分消，表里交治。主治风热怫郁，筋脉拘倦，肢体焦萎，头目昏眩，腰脊强痛，耳鸣鼻塞，口苦舌干，咽嗌不利，胸膈痞闷等。

137. 痈疖

小儿血气凝滞，而热毒之气乘之，或冒风寒雨湿之气，结聚而成痈节肿毒也。未结之先，微见有红瘰①子隐隐作疼者，急用不语唾②，夜半频频涂之即散。若已结成痈，用天乌散方帖③。若烦燥热不宁等症，即须内服漏芦散④，真良方也。热甚者，有解毒丸⑤、四顺清凉饮⑥加防风、连翘、元参之剂，亦可服五福化毒丹⑦，犹良，连翘汤⑧，可将青露散⑨掩之。

注释

①瘰：音léi，泛指疹样小粒块。
②不语唾：不说话时口中积聚的唾液。
③天乌散方帖：腊月乌鸦^{用肉骨}、腊月野狐肝^{二味入瓶，封固烧为灰}、麝、天麻、犀角、干蝎、白僵蚕、蝉蜕、牛黄^{多益妙}、荆芥、藿香、天南星^{去心}、白附子、腻粉、桑螵蛸^{腊月采}、乌蛇^{酒浸}。主治一切风及久患痫病。
④漏芦散：漏芦、蛇蜕^炙、瓜蒌^{急火烧令焦，存性}。行气散结，消壅通乳。主治妇人肥盛，气脉壅塞，乳汁不行；经络壅滞，乳内胀痛；或留蓄邪毒，将作痈肿。
⑤解毒丸：板蓝根^{干者，净洗晒干}、贯众^{锉，去土}、青黛^研、甘草^生。清热解毒。
⑥四顺清凉饮：连翘、赤芍、羌活、防风、当归、山栀、甘草、大黄^炒。主治汤

泼火烧，热极逼毒入里，或外被凉水所汲，火毒内攻，致生烦躁，内热口干，大便秘实。

⑦五福化毒丹：生地黄、天冬、玄参、甘草、硼砂、青黛、麦冬。主治小儿惊热，一切胎毒，口舌生疮，木舌、重舌，牙根肿。

⑧连翘汤：连翘、漏芦、射干、白蔹、升麻、栀子^擘、芍药、羚羊角^屑、黄芩、生地黄、寒水石^碎、甘草^炙。主治背脊痈疖，举身壮热。

⑨青露散：白及、白蔹、白薇、白芷、白鲜皮、朴消、青黛、黄柏、大黄、天花粉、青露叶（即芙蓉叶）、老龙皮（即老松树皮）。主治发背疽、无名肿毒和一切恶疮。

138. 时毒

夫时毒，感四时不正之气，致面鼻耳项或咽喉赤肿，寒热头痛，甚者恍惚不宁，咽喉闭塞，将如伤寒，五七日间亦能杀人。脉浮数者，邪在表。脉沉清者，邪在里。救表用桔梗牛蒡汤①，救里栀子仁汤②；表里俱病，犀角升麻汤③。甚则宜砭④之，及用通气散⑤宣泄其毒，旬日自消。若不消作脓者，用托里消毒散。欲收敛者，用托里散⑥。若咽肿不能食，必难救矣。

注释

①桔梗牛蒡汤：桔梗、甘草、牛蒡、连翘、玄参、川连、栀子、山豆根、酒芩、射干。主治麻疹咽喉痛，毒火上升，火郁在肺。

②栀子仁汤：栀子仁、赤芍药、大青、知母、升麻、杏仁、黄芩、石膏、柴胡、甘草。主治发斑烦躁，面赤咽痛，潮热。

③犀角升麻汤：犀角^镑、升麻、防风^{去叉股}、羌活^{去芦}、白芷^{不见火}、黄芩^{去皮}、川芎^洗、白附子^炮、甘草^炙。疏风清热，凉血解毒。

④砭：指以针治病。

⑤通气散：玄胡、猪牙皂角、川芎、藜芦、踯躅花。通窍除毒。治时气头面赤肿，或咽喉闭塞不通，用之取嚏，喷七八遍，泄出其毒则愈。

⑥托里散：金银花、赤芍、当归、大黄、朴硝、黄芩、牡蛎、连翘、天花粉、皂角刺。主治一切恶疮，发背疔疽便毒，始发，脉弦洪实数，肿甚欲作脓者。

139. 丹毒

夫丹毒者，乃热毒之气与血相搏，而风寒乘之，赤肿，及游走遍身，名曰赤游风，入肾入腹，则能杀人。大抵丹毒多种，又有赤白颜色不等五色丹。究其故，总由风毒所致。又有女子十五六岁，而经水不通，多发丹疹，皆因血毒乘之，宜服防己散①。又云因乳母食酒面煎炙过度，与夫烘衣着儿，不候冷热，即与儿穿着，多成此症。白丹者，由挟风冷故也，初发痒痛，微肿如吹，胗②起不痛不赤而色白也。用大黄末③，以马齿苋捣汁调涂，或用桑皮根煮汁浴之。

丹赤者，由风毒之重，故赤。初起发痒，大如钱，小者如豆肉，上生粟粒如鸡冠，亦名茱萸丹也，用米醋和乌麦面涂之，又研粟米粉，和醋涂之，效。

五色丹者，由丹发而色变无常，赤黄青黑白也。是风毒之热，有盛有衰，或冷或热，故发为五色丹也。用青粟毯也有刺，杵碎，煮水浴之，再用石灰、鸡蛋清调涂。丹方：用水研黑栀仁涂，又用伏龙肝、赤小豆为末，鸡蛋清调涂。白玉散：滑石寒水石为末，米醋调涂。

注释

①防己散：汉防己、川朴硝、犀角屑、黄芩、黄芪、川升麻。防己祛风去湿，中通似木通，亦去心火，为君，此者欲其搜治经络，达于腠理，无所不至；朴硝消气分之热，犀角消血分之热；黄芩、黄芪益其正气；升麻升达阳明之热，而散之肌肤，此实治斑治丹主药。此方去热而兼升散，治丹毒之搏于风湿者。

②胗：音 zhēn。嘴唇溃疡。

③大黄末：大黄制成的散剂。

140. 瘰疬①

小儿遇风热毒气，与血相搏，遂结顽核②，生于颈项，遇风寒所折不消，久则溃脓成疮者，名瘰疬。此疾多生于耳后，及颈项两旁，初生是一个，次必连生大小十数，缠绕项下，累累如贯珠，逐个先肿，作脓穿破，轻者可愈，重者难治。原其得病之初，自是三阳感受风热，与血气相搏而成。治以百解散③加当归散④，灯心引⑤，次用元参饮⑥及牛蒡汤、木通散，与之宣热化毒。洗以槲皮散⑦，涂二香散⑧，使气血行，脓干汁尽，则自愈矣。

注释

①瘰疬：音 luǒ lì，又称老鼠疮，生于颈部的一种感染性外科疾病。

②硕核病：指皮下生长之慢性肿物。出《疡医大全》。该病多由气血凝结所致。其临床特点为初起上见一核，圆若弹丸，不痒不痛，日久亦不增大，故名硕核。

③百解散：升麻、葛根、赤芍、黄芩、连翘、麻黄、薄荷、半夏、荆芥、金银花、甘草。主治小儿一切丹毒。

④当归散：当归、赤芍、生地黄、黄连、红花、石膏。主治血分有热，身发斑疹。

⑤灯心引：就是用灯心草熬汤与前面的药一起吃，起到引药归经的目的。

⑥元参饮：当归身、酒白芍、酒生地、玄参、牡丹皮、车前子、酒茺蔚子。功能滋补肝肾之阴，以清余邪。方中当归身、酒白芍、酒生地、玄参、车前子滋补肝肾之阴；玄参且能降胃中浮游之火；生地甘寒滋阴，能使阴生而热退，牡丹皮清芬透达，能使热退而阴生，二味相须为用，其效更雄；酒茺蔚子祛瘀生新，能使低陷平起。

⑦榭皮散：榭木北阴白皮、桃根白皮^{细锉}、猬皮灰、乱发灰、大麻子汁。主治蛊毒下血，如烂肉片，心腹痛，如有物啮。

⑧二香散：木香、藿香、白豆蔻、半夏曲、厚朴^{姜制}、陈皮、茯苓、苍术、甘草^炙、益智仁、缩砂仁、丁香。主治感冒风寒暑湿，呕恶泻利等症。

141. 流注

小儿流注，乃气流而滞，血淫而凝，元气不足之病也。或因闪跌髓伤，或因肝火气逆，或六淫内侵，或脾虚食积，或因禀赋所致，结于四肢节髀，患于胸腹腰臀，或结块，或漫肿作痛。悉用葱熨之法，须固元气为主。闪跌者，和血定痛丸①。肝火者，九味芦荟丸。食积者，四味肥儿丸。药能对症，未成者自消，已成者自溃。若脓成而不溃，元气虚也，先补而后针之，使毒气不致内攻，气血不致脱陷。若脓出而反痛者，气血虚也，用八珍汤。若作呕少食，腹胀者，脾胃气虚也，用六君子汤。口噤搐搦，气血虚极而变症也，十全大补汤。晡热恶寒，气血虚也，当大补气血。若色赤肿痛起而脓稠者尚可治，不赤硬而脓清者，或脉虚发热作渴，及不受补者，皆不可治。

注释

①和血定痛丸：百草霜、白芍药、赤小豆、川乌^炮、白蔹、白及、当归、天南星

炮、牛膝焙、骨碎补焙。和血定痛，消肿解毒。主治跌扑坠堕，筋骨疼痛，或瘀血壅肿，或风寒凝滞经脉，肢体作痛。

142. 赤游丹毒

小儿赤游丹毒虽十种，皆由心火内盛，热与血相搏，或发于手足，或发于头面胸背，游移上下，热甚如火，痛不可言，赤如丹砂。自腹生四肢者易治，自四肢入腹者难治。此症初发，必先服表药以解热毒，方可用药涂沫，若遽用搽药，则毒无所泄，而入于里，致伤人者多矣。

丹毒症，一岁以上易治，未周岁者难治。

小儿有先发惊后发丹者，此毒气自内出外易治；有先发丹而后发惊，此毒气由外而入里，难治。

143. 十种丹毒

一从头项起，名飞灶丹。二从头上起，走灶丹。三从面上起，鬼火丹。四从背上起，天火丹。五从两手起，天灶丹。六从两肋起，名山丹，又云水丹。七从脐上起，葫芦丹。八从两脚起，山火丹，亦曰野火丹。九从两股上起，烟火丹。十从阴上起，胡漏丹。此十种丹毒，通先用防风升麻汤[1]服以解其毒，次用细料磁器尖锋，刺于红肿处以去毒血，用救急方涂之。

救急方：取伏龙肝[2]，研细，凉水调涂。

注释

[1]防风升麻汤：升麻、防风、山栀仁、甘草、麦冬去心、荆芥穗、木通、葛根、薄荷叶、玄参、连翘、牛蒡子。

[2]伏龙肝：中药名，为经多年用柴草熏烧而结成的灶心土。具有温中止血、止呕、止泻之功效。用于虚寒失血、呕吐、泄泻。

秘传家书手稿计四万五千余字，此乃吾先辈医学经验之结晶，虽历时五百余年，现今仍有参考之价值，医者当以宝书而视之。

仁德叶氏第二十七世裔孙
衢州太真医院叶宏良加注
2018 年 12 月

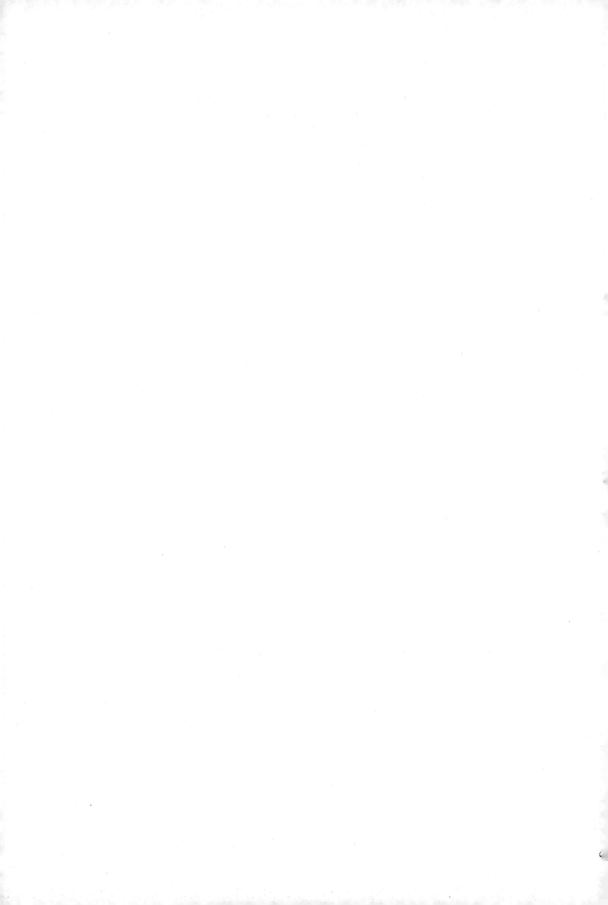